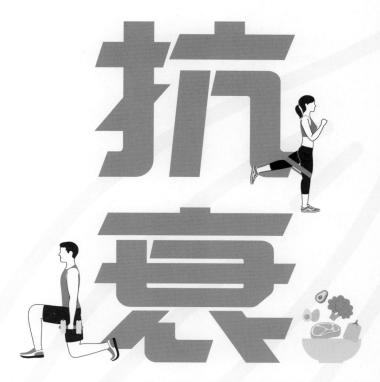

抗衰

阻击肌肉衰减症

北京协和医院临床营养科主任医师、教授

于 康 / 编著

中国轻工业出版社

图书在版编目（CIP）数据

抗衰：阻击肌肉衰减症 / 于康编著. -- 北京：中
国轻工业出版社，2025.1. -- ISBN 978-7-5184-4308-6

I . R746.4-49

中国国家版本馆 CIP 数据核字第 202443L6P5 号

责任编辑：何　花　　责任终审：高惠京　　　　设计制作：悦然生活
策划编辑：付　佳　　责任校对：朱　慧　朱燕春　责任监印：张京华

出版发行：中国轻工业出版社（北京鲁谷东街 5 号，邮编：100040）

印　　刷：北京博海升彩色印刷有限公司

经　　销：各地新华书店

版　　次：2025 年 1 月第 1 版第 1 次印刷

开　　本：710 × 1000　1/16　印张：12

字　　数：180 千字

书　　号：ISBN 978-7-5184-4308-6　定价：49.80 元

邮购电话：010-85119873

发行电话：010-85119832　010-85119912

网　　址：http://www.chlip.com.cn

Email：club@chlip.com.cn

现代社会，大家都希望能健康长寿，可怎么样才能延缓衰老呢？其实，人体内就有一样东西，与抗衰密切相关，它就是肌肉！

最近这十年，全世界医学界和生理学界非常大的一个进步是重新认识肌肉。过去说，肌肉是干嘛用的——运动、举重、支持、保护、支撑。现在发现除此之外，肌肉还是人体最大的代谢组织，它有强大的分泌功能，在运动状态下才会活跃起来。

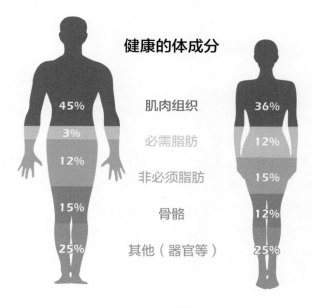

健康的体成分

	45%	肌肉组织	36%
	3%	必需脂肪	12%
	12%	非必须脂肪	15%
	15%	骨骼	12%
	25%	其他（器官等）	25%

大家知道，肌肉含量是随着年龄的增加而下降的，包括但不限于数量、力量和功能这三个维度，有的人全部往下掉、有的人部分往下掉，有的人掉得轻而缓、有的人掉得快而急。有的人到了 50 岁以后，一年丢失的肌肉是 1%～2%，而有的人可能达到 3%～8%，大家能想象每年丢失 8% 的肌肉是多么可怕吗？！

项目支持：中央高水平医院临床科研业务费资助项目
（项目编号 2022-PUMCH-B-055）

肌肉附着在骨骼上，如同一个保护层。如果肌肉流失，保护层变薄，人的行走能力和平衡能力就会下降，容易跌倒，发生骨质疏松、站立困难，甚至骨折。大腿肌肉力度不够，对膝关节的保护降低，膝关节更容易受损害、发生炎症，有些老人甚至上 2 层楼梯都很吃力。当因衰老和饮食受限而发生营养不良、免疫力降低，就非常容易发生感染，糖尿病、心脑血管疾病等的发病率也会增加，甚至威胁生命健康。

1989 年，美国学者罗森博格（Rosenberg）首次提出"肌肉衰减症"（sarcopenia），简称肌少症（后文均简称为"肌少症"），主要用来描述与衰老相关的骨骼肌质量减少。也就是说随着年龄的增大，身体结构也会发生变化。50 岁的"你"和 70 岁的"你"虽然同样是 60 千克，但这 60 千克的构成发生了改变，脂肪会增多，肌肉含量会进一步减少。

对肌少症两点非常重要的认识

1. 对肌少症的诊疗一定要始于生命早期，而不是到了终末期、不是到了老年期。老年期的诊断可能临床意义更大，但是如果能早发现、早干预，花的钱更少、效果更好。所以，诊疗肌少症，不只是针对爷爷奶奶辈，中青年甚至青少年也应该重视起来，提前干预，以规避健康风险。

2. 经早期干预，预防延迟甚至逆转肌少症的可能性逐渐增大。肌少症患者需要日积月累的生活方式调整，一定要了解自己的肌衰状况，然后自己进行调节，自己进行管理。

肌少症的两大黄金管理关键点：营养 + 运动

营养干预是肌少症治疗中重要的基础及核心措施，其目的在于减缓或逆转肌肉质量与肌肉功能的下降，减少相关并发症，提高生存质量，改善临床结局，降低医疗费用。

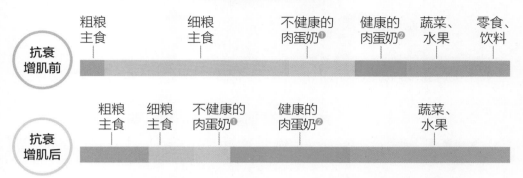

营养结构的优化

抗衰增肌前

粗粮主食 | 细粮主食 | 不健康的肉蛋奶❶ | 健康的肉蛋奶❷ | 蔬菜、水果 | 零食、饮料

抗衰增肌后

粗粮主食 | 细粮主食 | 不健康的肉蛋奶❶ | 健康的肉蛋奶❷ | 蔬菜、水果

注：❶不健康的肉蛋奶，比如加工肉类、没有煮熟的蛋、乳饮料等；
❷健康的肉蛋奶是原味食材经过炒、蒸、拌等健康烹饪方法做出的食物。

补充蛋白质

有利于维持正氮平衡
一般成年人 1.2~1.5 克 / 千克体重
老年人增加到 1.5~2 克 / 千克体重

补充亮氨酸

有效预防肌肉量的减少和肌肉力量的丢失
肉蛋奶等食物摄取 + 营养制剂

营养干预

ω-3 脂肪酸

维护肌肉力量和功能
海鱼 + 坚果 + 健康油

维生素 D 和钙

强健骨骼、增强肌力
晒太阳 + 天然食物 +
营养制剂

　　运动刺激肌肉生长。肌肉遵循"用进废退"法则，你不去刺激它，它就不会生长。因此，长时间不运动、久坐久卧，会出现肌肉流失、萎缩、功能退化，这也是肌肉不足的主要原因。在合理营养的基础上，要适当运动，进行有氧运动加抗阻训练，采取综合措施，才能增长和维护好肌肉。

　　一个人能不能获得有质量、有尊严的长寿生活，关键的一点就是老了之后保留多少有功能的、可以正常使用的肌肉组织，这些肌肉组织保留得越多、功能越好，生活质量越有保障。

　　我们创作这本书的目的是希望能播下一颗种子，期待它生根发芽——期待大家学习增肌抗衰的要点，并在自己和家人身上实践，为自己和家人谋得高质量的长寿生活。

来看看，你的肌肉开始衰减了吗？

74岁 王大爷

洗澡的时候摔了一跤，结果髋关节骨折了

74岁的王大爷是一名退休教师，老伴去世后，他独自居住在家中。一天在家中洗澡时，可能是由于犯迷糊了，不慎摔了一跤。

王大爷摔倒后，尝试自己爬起来，但发现无法做到，只能躺在地上等待帮助。幸好他儿子来家里看望他，发现他已经躺在卫生间一天了。此时，王大爷虽然意识清醒，但由于骨折无法站立。儿子立即拨打急救电话，将他送到了医院。

就诊

经过医院的详细检查，确认王大爷为髋关节骨折。医生分析，由于年龄和骨质疏松，这一摔导致他髋关节骨折。髋部骨折对于老年人来说是非常严重的，被称为"人生最后一次骨折"，医院立即将他转入骨科进行进一步治疗。医生为王大爷进行了骨折复位内固定术，手术比较成功。经过一段时间的康复，王大爷逐渐恢复了行走能力。

40岁 刘女士

上楼梯感觉腿无力，拧不干毛巾、打不开瓶盖

40岁的刘女士最近一段时间经常会感觉自己上楼梯时腿无力，而且还拧不干毛巾、打不开瓶盖，她发现自己越来越难完成很多日常生活事务。

就诊

一次去医院检查时，刘女士跟医生说了一下近来的感受，医生怀疑她可能患了肌少症。在医生的建议下，经过检查，刘女士被诊断出患有肌少症。

25 岁 小美

热衷于减肥，结果体能下降、有气无力

25岁的小美热衷于减肥，为了瘦下来，她给自己制订了减肥计划。每天早上她都正常吃，中午吃一点点，晚上不吃；白天饿了吃个苹果，早上跳绳100个，再来跳段减肥操。一个星期不到，瘦了七斤多，但小美现在感到浑身没劲，时常有气无力。

就诊

小美去医院检查，医生说她患上了肌少症。原来，人在减肥时肉类等优质蛋白质食物摄入过少，体重减少的同时肌肉流失严重，也容易导致肌少症的发生。

17 岁 亮亮

日夜宅家打游戏，走路无力、易摔倒

17岁的男孩亮亮放暑假了，天天宅家里看电视、打游戏，不好好吃饭，大门不出、二门不迈。看着亮亮宅在家里，整天对着屏幕，又疲倦又憔悴，家长既心疼又生气，几番劝说却无果。直到有一天，亮亮感觉走路无力，摔倒后把腿磕伤了。

就诊

去医院检查后，医生诊断他有肌少症的症状，还感慨，"才17岁，肌肉量怎么这么少"。他这才重视起来，再也不宅家里打游戏了，按时吃饭，每天摄入充足的蛋白质，并保持30分钟的运动。

肌少症居家自我检测法

量小腿围	握力	坐下、站立	走路

量小腿肚最粗的地方

毛巾总是拧不干吗？

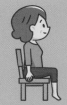
走几步路就很累？

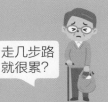

量小腿围	握力	坐下、站立	走路
男性 < **34** 厘米	男性 < **28** 千克	连续 **5** 次	走 **6** 米
女性 < **33** 厘米	女性 < **18** 千克	超过 **12** 秒	超过 **6** 秒
提示肌肉质量减少	提示上肢力量减弱	提示下肢力量减弱	提示肌肉功能下降

目 录

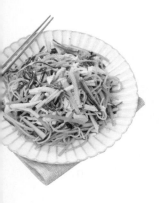

搭配优质碳水，提高增肌效果 / 48

增肌食谱推荐

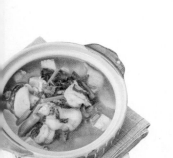

不可忽视维生素 D 的补充，
强健骨骼增肌力 / 59

增肌食谱推荐

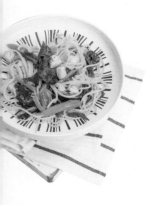

补充 ω-3 脂肪酸，维护肌肉力量和功能 / 68

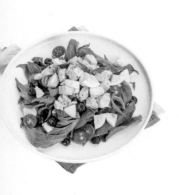

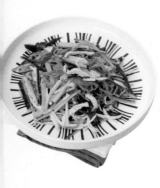

第三章 试试500千卡高蛋白便当 上班族增肌怎么吃？

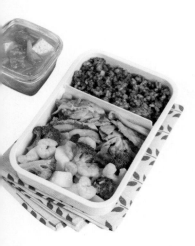

第四章

提升肌力

刺激肌肉生长、

力量训练帮助

肌肉需要适度刺激，否则功能易退化、肌肉量会减少 / 124

不同年龄段如何增肌 / 128

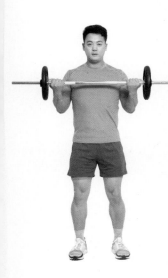

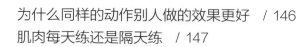

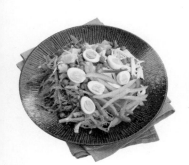

第五章

不一样 增肌的重点 胖人和瘦人

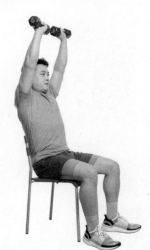

如何稳固"肌力资本"，超前部署"抗老化"

肌肉量随年龄增加而不断减少

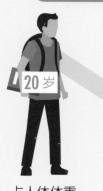

20 岁
占人体体重
30% ~ 50%

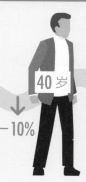

40 岁
−10%
仅剩
27% ~ 45%

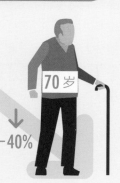

70 岁
−40%
仅剩
18% ~ 30%

正常肌肉量

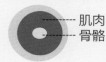

---- 肌肉
---- 骨骼

肌少症

---- 肌肉
---- 骨骼

- 肌肉量减少
- 肌力减弱
- 行动能力降低

救命！

心脏病风险
增加八成

肺炎
肺活量降低

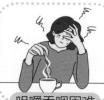

咀嚼吞咽困难

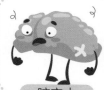

脑卒中

肌少症的影响原来这么多
心脏病、骨质疏松通通找上门

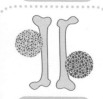

骨质疏松

肌少性肥胖

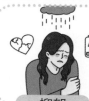

抑郁

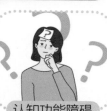

认知功能障碍

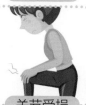

关节受损

对抗肌少症，请你这么做

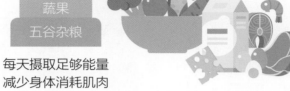

摄取优质
蛋白和足
量蔬果

油脂
蛋奶肉
蔬果
五谷杂粮

**1 营养均衡
对抗肌少症**

每天摄取足够能量
减少身体消耗肌肉

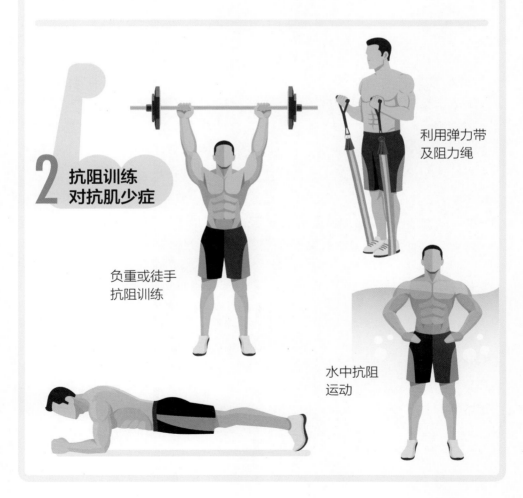

**2 抗阻训练
对抗肌少症**

利用弹力带
及阻力绳

负重或徒手
抗阻训练

水中抗阻
运动

关于阻击肌肉衰减的
7 大疑问

NO.1

肌肉衰减意味着老了?

是的。人会衰老的重要标志之一就是肌肉流失。肌肉不仅仅是为了在健身房炫耀身材，还在日常生活中扮演着重要作用。肌肉不仅帮助大家维持身体的稳定性，还有助于消耗能量和维持新陈代谢。30 岁之后，比蛋白质流失更残酷的，是每年以 2% 的速度消失的肌肉。肌肉量减少，很多问题如活动能力降低、走路不稳、骨质疏松、关节受损等就会冒出来，影响大家的生活质量。

NO.2

只有老年人容易得肌少症吗?

并不是。年轻人同样也可能得肌少症。虽然肌少症在老年人中更为常见，但年轻人可能因为久坐不动、不当减肥、营养失衡等出现肌少症的症状。此外，一些其他原因也会导致肌少症，如创伤、重大外科手术、糖尿病、慢性肾脏病、多发性硬化症、帕金森病等。对于年轻人来说，预防肌少症的关键在于保持健康的生活方式，如合理饮食、适量运动等，尤其是力量训练，可以增强肌肉力量和耐力。

NO.3

肌少症的症状只显现在四肢吗?

并不是。肌少症主要表现为四肢骨骼肌肉质量与功能的下降，如运动能力下降、肌肉减少、肌肉功能减退等，但这些症状并不限于四肢。例如，肌少症可能会出现体重下降、步态缓慢、平衡障碍、易跌倒等症状，这是因为肌肉减少、力量下降和肌肉生理功能减退影响身体表现。因此，肌少症的症状不仅显现在四肢，还包括其他与肌肉减少相关的全身症状。

NO.4 胖人可能得肌少症吗？

有可能。除了关注体重，大家也要特别注意体脂肪。有些人如运动员虽然体重比较重，可肌肉量是够的，就不能定义为肥胖；而有些人体脂肪过多导致体重过重、肌肉量不足，可能是肥胖型肌少症。这部分人群应注意降低体脂肪、改善肌肉量和力量，同时应降低体重减轻对肌肉和骨骼的不良影响。主要方法有：限制能量摄入，有氧运动结合抗阻运动，以及必要时补充蛋白质、钙剂、维生素 D 等。

NO.5 胃口小、食欲差、肠胃吸收不好，如何增肌？

1. 调整饮食。确保饮食中有足够的蛋白质和碳水化合物，这是增肌所必需的营养物质。此外，要远离油腻、辛辣等刺激性食物，以减轻肠胃负担。

2. 选择高能量健康食物。胃口小可以选择一些能量和营养密度较高的食物，如坚果、牛油果、瘦肉等，为身体提供更多的能量和营养。

3. 少量多餐。如果每次吃饭不多，可以增加餐次，通过多次进食，帮助胃肠道更好地消化和吸收食物中的营养，也可以避免饥饿感。

4. 补充足够的蛋白质。蛋白质是肌肉的重要组成部分，补充足够的蛋白质对增肌很重要，如鱼肉、鸡胸肉、大豆类、蛋类等。

5. 多食用富含膳食纤维的食物。多吃一些富含膳食纤维的蔬菜、水果和全谷类食物，这样可以帮助改善肠道环境，促进肠道蠕动，有助于营养的吸收。

6. 适当运动。运动可以促进肠胃蠕动，改善肠胃吸收功能，如慢跑、游泳等。根据个人身体情况适当进行力量训练，可以提高肌肉质量，开始时可以选择较轻的重量，然后逐渐增加重量和强度。

NO.6

习惯性腹泻时，如何增肌？

习惯性腹泻可能导致营养吸收不良和体力下降，可以通过以下努力来增肌。

1. 调整饮食。保持饮食均衡，选择易消化、低刺激性的食物，如瘦肉、鱼肉、蛋类、大豆及其制品、新鲜蔬果等，以摄入足够的蛋白质和碳水化合物，满足肌肉生长所需的能量和营养。此外，要避免食用可能引发腹泻的食物，如生冷、油腻、辛辣食品。

2. 补充益生菌。益生菌有助于调节肠道菌群平衡，改善腹泻症状，还可以提高营养物质的吸收率，有助于增肌。日常饮食可适当摄入酸奶、奶酪、各种发酵豆制品等来补充益生菌。

3. 适量运动。在身体允许的时候进行适量的运动，如慢跑、瑜伽等，有助于提高身体素质，促进肌肉生长。

NO.7

膝关节不好，能通过运动来预防肌少症吗？

当然可以，但需要注意下面的要点。

如果有膝关节疾病，老年人常见的如骨关节炎等，应尽量选择游泳、固定自行车锻炼等不增加膝关节负荷的有氧活动。如果条件不具备，应在身体能耐受的前提下，以渐进方式逐步进行如快走等的轻度有氧运动，不应该选择跑步、爬楼梯、挥拍运动等增加膝关节负荷的运动。

肌力训练开始时应采用相对较低的强度，并在可耐受的前提下逐渐增加运动强度，主要目标是维持和改善膝关节的灵活性和完全活动度。运动后如果感到膝关节不适，冰敷受累区域 10 分钟，多数症状可缓解。若疼痛持续存在，则应减少活动，疼痛难忍时及时就医。

第一章

均衡营养、足量蛋白质，增肌护肌不可少

增肌抗衰从改变饮食结构开始

同样的体重，为什么有的人看着胖、有的人看着瘦

同样的体重，为什么有的人看着胖、有的人看着瘦？排除身高因素，相同重量的人，由于身体骨骼、脂肪、肌肉的比例不同，身材差别也会很大。

生活中有的人看起来很瘦，其实体重并不轻；有的人看起来很胖，但实际上秤一称，并没有看起来那么重。如果两人的身高一样、体重一样，BMI值也一样，那么就要考虑他们的脂肪和肌肉比例。

相同重量的脂肪与肌肉体积比大约为3∶1，甚至可以达到4∶1。也就是说，在重量相同的情况下，由于脂肪密度小，会占据更多的空间。很多体重大身材好的人，是因为他们身体的肌肉含量更高。

这就是为什么看着身高体重相同的人，有的看着胖，而有的看着瘦。

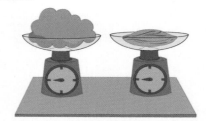

注：相同重量的脂肪与肌肉体积比大约为3∶1，甚至可以达到4∶1。

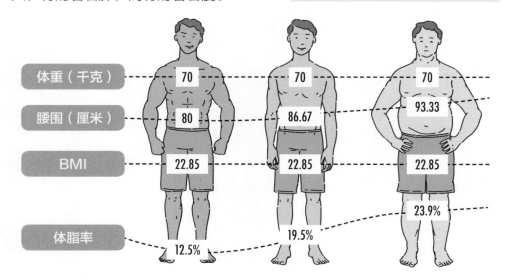

体重（千克）	70	70	70
腰围（厘米）	80	86.67	93.33
BMI	22.85	22.85	22.85
体脂率	12.5%	19.5%	23.9%

明明想增肌，却总被人说长胖了

有的人明明想增肌，经过努力却总被人说长胖了，这其实跟他到底增的是不是肌肉及肌肉部位有关。

体脂率是指人体脂肪重量在人体总体重中所占的比例，又称体脂百分数，它反映人体内脂肪含量的多少。从体脂率可以看出自己到底是"重"还是"胖"，这个数值也是在减脂过程中判断自己是否增肌的一个标准。减脂增肌计划开启的第一步，就是在减脂增肌过程中要重点关注体脂率。

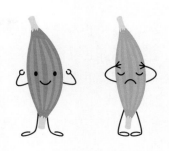

肌肉："天天去健身房这么练我，我快撑不住了，我得变大点才能经得住他这么折腾。"

减脂不能只看体重，由于身体的组成成分比较复杂，可以简单地把身体划分为体脂（即脂肪重量）和瘦体重（也叫去脂体重，即除脂肪以外其他身体成分的重量）两部分。因为人体体重由脂肪重量和去脂肪重量共同构成，所以体重下降并不代表减去了肥肉，有可能减去的是身体的水分，所以减肥时重要的是体形而非体重。

减脂增肌重要的是在最大程度保留身体内的肌肉和水分的基础上减去脂肪重量。减脂增肌时需要的不是变轻而是塑形；改变身材时不要强调瘦多少，而是该瘦的地方瘦了，该增肌的地方增肌了，才能看起来更健美。

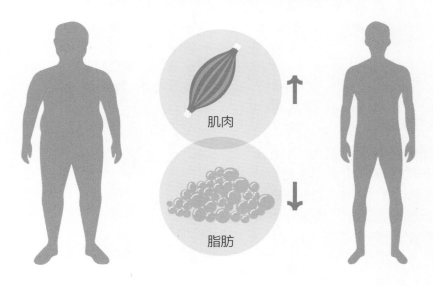

肌肉

脂肪

三餐饮食把握 8 个黄金原则，增肌减脂效果翻倍

　　良好的三餐饮食对增肌减脂效果有很大影响，因为肌肉和脂肪是两种完全不同的组织，二者不能相互转换！在进行合成代谢的时候，身体会增加肌肉也会增加脂肪；在进行分解代谢的时候，身体会消耗脂肪也会消耗肌肉。因此从饮食入手，通过调整饮食中各种营养的比例（比如蛋白质的摄入量）来调节肌肉和脂肪的增减速度，让肌肉在身体中的占比上升，这样才可以快速而有效地达到减脂增肌效果。把握三餐饮食的 8 个黄金原则，可以更好地实现减脂增肌。

1 高蛋白饮食

蛋白质是肌肉的重要组成部分，能够促进肌肉生长，对于增肌至关重要。每餐都要有优质蛋白质，如鱼肉、鸡胸肉、鸡蛋、奶制品和大豆类等。

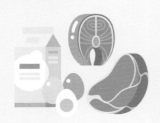

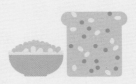

2 控制好碳水化合物的摄入

碳水化合物是人体的主要能量来源，对增肌也有帮助，但是过量摄入会转化为脂肪，不利于增肌减脂。在食物选择上建议选择低GI（血糖生成指数）的碳水化合物，如全麦面包、糙米等，并控制好每餐的摄入量。

3 多摄入富含 ω-3 脂肪酸的食物

健康的脂肪对增肌和心血管健康至关重要，如 ω-3 脂肪酸对增肌和肌肉力量有益。在食物上多选择橄榄油、鱼油、坚果等富含不饱和脂肪酸的食物。

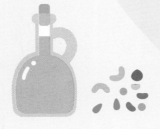

4 多吃蔬菜，控制水果量

蔬菜和水果富含维生素、矿物质和膳食纤维，不仅可以增强饱腹感，帮助减脂，促进肌肉修复和生长，还有助于维持消化系统的正常功能。日常饮食中，推荐每天摄入蔬菜300~500克、水果200~350克。

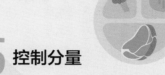

5 控制分量

三餐都应有意识地控制好分量，避免吃得过多而影响增肌减脂的效果。在吃饭时可以使用小盘子盛饭，细嚼慢咽，避免暴饮暴食。

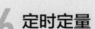

6 定时定量

每天三餐要做到定时定量。保持规律的饮食习惯，有助于维持稳定的身体能量供给，避免血糖波动过大，还能控制体重，有效增肌。

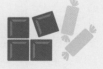

7 远离高油、高盐、高糖的食物

油、盐、糖多的食物容易导致能量过剩和水肿，不利于增肌减脂，如薯片、糖果、巧克力等食物。

8 多喝水

充足的水分有助于维持身体的正常代谢和排毒功能，还能帮助增肌，但要避免过多摄入含糖饮料和酒精。每天推荐饮水1500~1700毫升。

优质蛋白，
增肌强骨、防跌倒、不骨折

为了增肌，必须大量吃肉吗

　　肉类是蛋白质的重要来源，但并不意味着增肌就得大量吃肉，否则可能会导致脂肪摄入过多，增加体内脂肪含量，会影响增肌效果，增加心血管疾病和某些癌症的风险，对健康不利。

　　肉类如猪、牛、羊、鸡、鸭、鹅、鱼、虾等，蛋白质含量较为丰富。但是，增肌不仅依赖于蛋白质的摄入，碳水化合物、脂肪和微量营养素对增肌也有帮助。因此，应保持全面均衡的饮食结构。

　　此外，肌肉只有在运动中产生微小的损伤，才会在随后的恢复过程中增长，适当的运动训练是必不可少。

　　因此，为了增肌，应该适量摄入肉类，同时保持全面均衡的饮食和适当的运动训练。

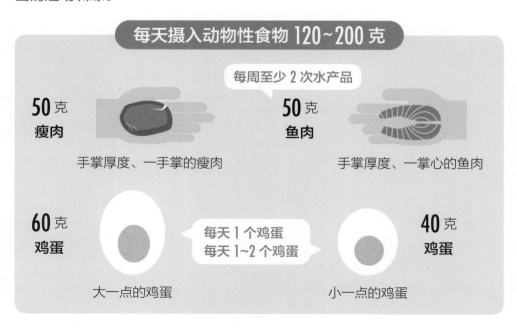

每天摄入动物性食物 120~200 克

每周至少 2 次水产品

50克
瘦肉
手掌厚度、一手掌的瘦肉

50克
鱼肉
手掌厚度、一掌心的鱼肉

60克
鸡蛋
大一点的鸡蛋

每天 1 个鸡蛋
每天 1~2 个鸡蛋

40克
鸡蛋
小一点的鸡蛋

蛋白质每天吃多少

简单计算蛋白质摄入量的方法：

理想体重（千克）＝身高（厘米）－105（60岁以下人群）

－100（60岁以上人群）

按照每千克体重摄入 1.2~1.5 克蛋白质来吃就可以了，注意最低不要少于每千克体重 1 克，最高不要超过每千克体重 2 克。

蛋白质过量会给肾脏造成负担，还会增加尿钙的流失。每天摄入蛋白质的量平均分配到三餐中，每餐蛋白质摄入 25~30 克，才能有效刺激肌肉蛋白质的合成，并随着年龄增长维持肌肉质量。

最方便的记忆公式是"四个二"

两杯牛奶

一杯 **250** 克

两个鸡蛋

胆固醇过量的人
可以只吃蛋白

二两瘦肉

红肉 + 白肉

红肉：白肉 ＝ **1:1**

二两大豆制品

豆腐 **100** 克

不同运动量每天蛋白质摄入标准

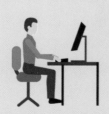

缺乏身体活动

体重（千克）× **1** 克

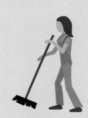

轻度身体活动

体重（千克）× **1.4** 克

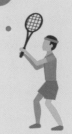

一周固定锻炼 3~4 次

体重（千克）× **1.7** 克

动物蛋白和植物蛋白，哪个更好

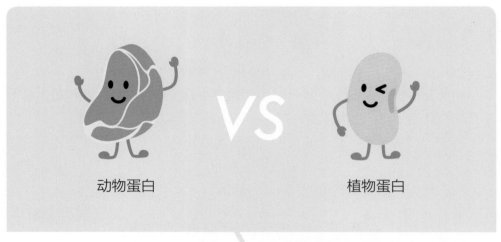

动物蛋白　　　　　　　　　　植物蛋白

动物蛋白是完全蛋白　　　　　　**植物蛋白是不完全蛋白**
　　　　　　　　　　　　　　　　　（大豆类除外）

动物蛋白含有足量的　　　　　　植物蛋白中必需氨基酸的
全部必需氨基酸　　　　　　　　种类和含量不足

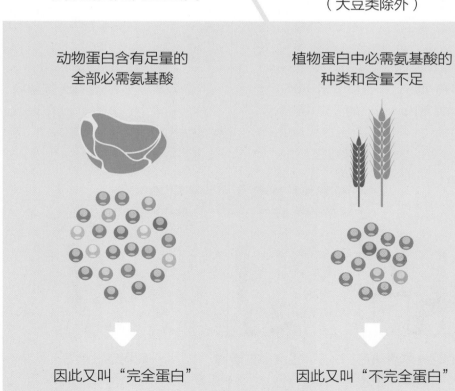

因此又叫"完全蛋白"　　　　　因此又叫"不完全蛋白"

健康效应

| 动物蛋白有利于
肌肉骨骼健康 | | 植物蛋白有利于
心脑血管和代谢健康 |

有利于保持瘦体重，尤其肿瘤患者 　　　肌肉　　　 肌肉维持作用不如动物蛋白

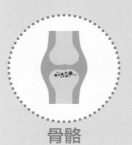

有利于降低骨质疏松风险 　　　骨骼　　　 增加骨转换，可能导致骨质流失

腰围增加，血糖、血压、血脂风险增加 　　　代谢综合征　　　 心脑血管疾病发生率和死亡风险降低

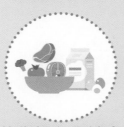

占总蛋白的30%~75% 　　　均衡摄入最健康　　　 占总蛋白的25%~70%

生理效应

<table>
<tr><td colspan="2">动物蛋白的
营养补充价值更高</td><td colspan="2">植物蛋白的
代谢调节价值更高</td></tr>
<tr><td colspan="2">**动物蛋白消化利用率较高**</td><td colspan="2">**植物蛋白消化利用率较低**</td></tr>
<tr><td>鸡蛋</td><td>100%</td><td>豆粉</td><td>93%</td></tr>
<tr><td>牛奶</td><td>100%</td><td>鹰嘴豆</td><td>74%</td></tr>
<tr><td>乳清蛋白</td><td>100%</td><td>豌豆</td><td>64%</td></tr>
<tr><td>牛肉</td><td>92%</td><td>小麦</td><td>51%</td></tr>
<tr><td>鸡肉</td><td>91%</td><td>麦麸</td><td>25%</td></tr>
</table>

动物蛋白由于含有较高的优质蛋白，有助于增肌，想要增肌的人可以适当多吃。

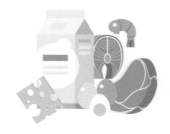

植物蛋白富含膳食纤维、维生素和矿物质，且能量和脂肪含量较低，因此，侧重减脂的人可以多吃，能够帮助减少总能量摄入，同时提供必要的营养。

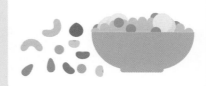

减脂增肌为什么要做到正氮平衡

简单来说，氮平衡是指机体氮的摄入量与排出量之间的关系。氮平衡是测定人体需要的最低膳食蛋白质水平和必需氨基酸摄入量的标准参考方法。这也是每个有增肌需求的人必须了解的。

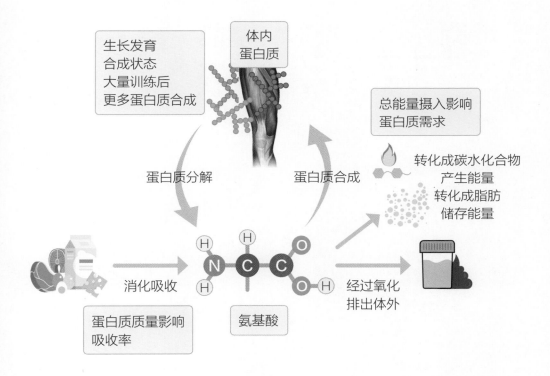

在减脂增肌过程中，身体需要更多的蛋白质来满足肌肉的合成和修复需求。如果身体没有补充足够的蛋白质，就会导致负氮平衡，也就是摄入氮量小于排出氮量，表示身体正在分解肌肉组织来获取所需的氨基酸，这将导致肌肉流失和减少。相反地，就会出现正氮平衡，表示身体正在利用蛋白质合成新的肌肉组织。因此，减脂增肌要做到正氮平衡。

氮平衡的三种状态

1 氮平衡
蛋白质摄入 = 蛋白质消耗

摄入氮量　　　　　排出氮量

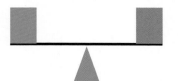

"平平淡淡"的状态

- 体内的蛋白质质量维持不变
- 摄入与代谢消耗蛋白质相等
- 蛋白质代谢平衡，合成与分解相当，不会消耗体组织，也不会堆积脂肪

2 正氮平衡
蛋白质摄入 > 蛋白质消耗

排出氮量

摄入氮量

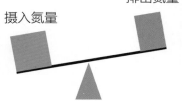

增肌应该保持的状态

- 体内的蛋白质增加
- 体内蛋白质的合成量大于分解量，摄入较多的蛋白质供体内合成新蛋白质的需要
- 人体运动后被破坏的肌肉纤维可以迅速修复并增长

3 负氮平衡
蛋白质摄入 < 蛋白质消耗

摄入氮量

排出氮量

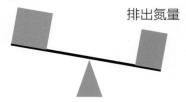

不要出现这种状态

- 体内的蛋白质减少
- 摄入蛋白质不能满足机体代谢需要，机体蛋白质分解，对健康不利
- 人体的肌肉蛋白为维持机体活动而进行分解供能，肌肉处于衰减状态

素食者如何获得充足的蛋白质

　　素食者提供能量以碳水化合物和蛋白质为主，脂肪为辅，因此建议比例为 4：4：2，同时要注重纯素食物的多元搭配，如配合五谷、大豆类及其制品、坚果，使碳水化合物、蛋白质和维生素摄取得宜。另外，建议少食多餐，可提高身体的新陈代谢，并且为肌肉的生长和修复补给能量。

多吃大豆类及其制品

　　大豆类是植物性食物中少有的优质蛋白质来源。此外，大豆类富含不饱和脂肪酸、B 族维生素等，如果是纳豆等发酵大豆制品，还含有一定量的维生素 B_{12}，用石膏点卤的大豆制品中，钙含量也不错。

　　纯素食人群建议每天吃 50～80 克大豆或等量的大豆制品。

增加大豆类及其制品摄入的方法	**早餐** 豆浆 豆腐脑	**中餐、晚餐** 炖豆腐 豆腐汤 炒豆皮	**吃火锅时** 多涮点豆腐皮、豆腐

吃多少大豆制品和 10 克大豆营养相当

29 克 北豆腐

56 克 南豆腐

70 克 内酯豆腐

146 克 豆浆

22 克 豆腐干

16 克 豆腐丝

21 克 素鸡

10 克大豆相当于

注：参考《中国居民膳食指南（2022）》。

主食不能少，多吃全谷物

主食是碳水化合物的重要来源，能在增肌过程中帮助肌肉恢复。因此，素食者增肌应特别注重主食的摄入。

相比白米饭、白馒头、白面条，全谷物中的蛋白质、B 族维生素含量更高。有机会就要多吃杂粮饭，杂豆粥、豆汤、玉米粥、燕麦饭、豆饭等都是不错的。

蔬果尽量多样

蔬菜和水果能够提供丰富的维生素和矿物质，同时还能帮助维护肠道健康，促进人体对蛋白质的吸收，利于增肌。因此，每日应适当食用蔬果。深色叶类蔬菜是微量营养素含量较高的食物来源之一，应占到蔬菜的一半以上。日常推荐多食菠菜、羽衣甘蓝、茴香、甜菜叶等。

坚果当零食，植物油要用心选

坚果不仅富含蛋白质和膳食纤维，还是素食者不饱和脂肪酸的重要来源。中国居民膳食指南建议，素食者每天宜吃 20～30 克坚果，约一小把。

此外，选择大豆油或菜籽油炒菜，用亚麻籽油或紫苏油凉拌，也有助于预防 ω -3 脂肪酸的缺乏。

肌肉保护神——亮氨酸，该如何补充

亮氨酸被称为"肌肉保护神"，是全身和骨骼肌蛋白质合成的重要调控因子，可以促进肌肉生长和提高运动能力。此外，它还可以减缓老年人的肌肉退化，并帮助控制血糖。亮氨酸是一种必需氨基酸，体内不会制造，只能从食物或补充剂中获得。

在日常生活中，可以通过饮食来补充亮氨酸，如牛肉、鸡肉、鱼肉、奶类、大豆类、坚果和种子等富含亮氨酸的食物。如果无法通过饮食获得足够的亮氨酸，还可以通过亮氨酸补充剂或蛋白质粉来补充。

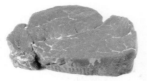

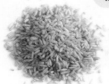

相同分量的食物，牛肉的亮氨酸含量高

糙米的亮氨酸含量低

100 克牛肉

100 克糙米

✓ 每天 55~65 克蛋白质。

✓ 饮食多样化以补充优质蛋白。

✓ 每餐保证摄入 1~3 克亮氨酸。

增肌又减脂，HMB 也许是你的福音

HMB（β - 羟基 - β - 甲基丁酸）是一种在亮氨酸代谢过程中产生的物质，有促进肌肉蛋白合成、抑制肌肉蛋白分解、降低炎症反应等作用。

HMB 可以作为增肌减脂的潜在辅助剂。人在使用 HMB 后，无论是力量还是瘦体重都会有所增加，同时增加肌肉。老年人补充 HMB，有助于抑制肌肉分解，可以预防肌少症，改善身体活动功能。

HMB 可以通过饮食和相关产品来补充。含有亮氨酸的食物主要有肉类、鱼类、奶制品和大豆类等。一个 70 千克体重的成人每天大概需要消耗 60 克亮氨酸（才有助于达到 3 克/天的 HMB 推荐补充剂量），但通过饮食摄入 60 克亮氨酸很难实现，因此需要相关产品来额外补充 HMB。

HMB 的常见补充形式有两种：一种是游离形式，另一种是其钙盐形式，即 β - 羟基 - β - 甲基丁酸钙（CaHMB）。在我国，仅批准 CaHMB 为新食品原料，可以在食品中使用，如饮料、奶及奶制品、可可制品、巧克力、糖果、运动营养食品、特殊医学用途配方食品等，食用量不超过 3 克/天。

通过食物摄入足量亮氨酸很难实现，有必要额外补充 HMB。

不主张高剂量补充，每天不超过 3 克，建议每日分 3 次补充、每次 1 克。

高效增肌的优质蛋白食材速查

食物蛋白中含有多少数量和种类的必需氨基酸，是衡量蛋白质优劣的标准。含有氨基酸的种类、数量越多，营养价值就越高，这种蛋白质就称为完全蛋白质，也就是优质蛋白。

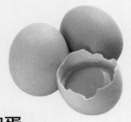

牛奶

牛奶中的必需氨基酸比例符合人体需要，属于优质蛋白；同时牛奶方便饮用，很容易达到几百克的摄入量，所以牛奶是重要的蛋白质食物来源。牛奶还有一个优势，就是富含钙。

鸡蛋

优质蛋白的重要来源，其氨基酸组成与人体需要接近，蛋白质吸收率高，对增肌十分有效。

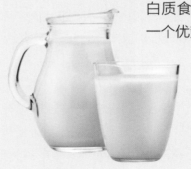

鸡胸肉

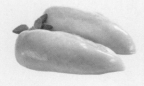

鸡胸肉是许多健身人群喜欢的食材。其脂肪含量低，还含有较多不饱和脂肪酸，尤其是油酸和亚油酸，对肌肉的维护和修复、骨骼健康和体重维持非常重要。

大豆及其制品

大豆及其制品富含谷类蛋白质所缺乏的赖氨酸，谷豆搭配可起到蛋白质互补的作用。

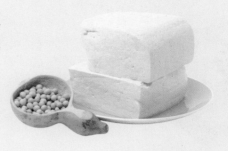

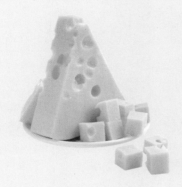

干奶酪

干奶酪中的蛋白质大部分为酪蛋白，酪蛋白是一种缓慢消化的蛋白质，非常适合肌肉维持。同时，干奶酪也是维生素 B_{12}、钙和其他重要营养素的良好来源。

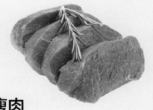

畜瘦肉

牛、羊、猪等的瘦肉含有多种有助于肌肉生长的成分，包括铁、锌和 B 族维生素等，更重要的是它为身体提供优质蛋白质，能促进肌肉生长。

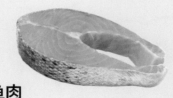

鱼肉

鱼类蛋白质含量为 15%～22%，尤其富含亮氨酸和赖氨酸。鱼类肌肉组织中的肌纤维细短，组织柔软细嫩，较畜禽肉更易消化吸收。

无油双色拌豆腐皮

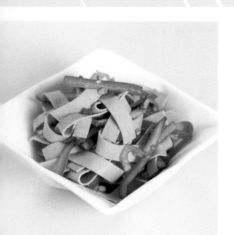

材料 豆腐皮 150 克，黄瓜 100 克，柿子椒、红彩椒各 50 克。

调料 盐、醋、酱油、葱花、花椒粉各适量。

做法

❶ 豆腐皮洗净，切条，焯烫一下，捞出；黄瓜洗净，切丝；柿子椒、红彩椒洗净，去蒂及子，切丝。

❷ 盐、醋、酱油、葱花、花椒粉放入碗中搅拌均匀成料汁。

❸ 将豆腐皮条、黄瓜丝、柿子椒丝、红彩椒丝放入盘中，调好料汁拌匀即可。

菠菜金枪鱼沙拉

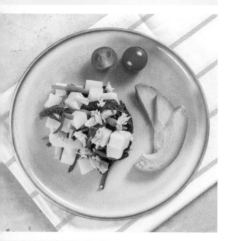

材料 菠菜 150 克，金枪鱼罐头 100 克，土豆 80 克，牛油果 50 克，圣女果 30 克。

调料 盐适量。

做法

❶ 所有食材（除金枪鱼罐头）洗净；菠菜焯水，捞出后切段；牛油果取果肉，切片；圣女果切开；土豆去皮，切小块，蒸熟，凉凉备用。

❷ 将上述食材放入盘中，加入金枪鱼，调入盐，拌匀即可。

三鲜老豆腐

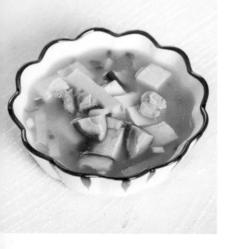

材料 老豆腐 400 克，竹笋 100 克，猪肉 80 克，鲜香菇 50 克。

调料 鸡汤、盐、葱花、胡椒粉各适量。

做法

❶ 老豆腐洗净，切块，焯水；竹笋去皮，洗净，切成丁；猪肉、鲜香菇分别洗净，切成小块。

❷ 锅内倒油烧热，放入葱花、竹笋丁、猪肉块、香菇块翻炒片刻，加入鸡汤没过食材，大火煮沸。

❸ 撇去浮油，加盐，转小火炖 1 小时，加入老豆腐块，再炖 15 分钟，撒入胡椒粉即可。

注：本书出现的食谱，除第三章的便当为一人份外，其余均为 2~3 人份。

肉末蒸水蛋

材料 猪肉100克，鸡蛋2个。

调料 生抽3克，葱花、香油各少许。

做法

① 鸡蛋磕入碗中，加入适量清水打散；猪肉洗净，切末，倒入蛋液中，搅匀。

② 将蛋液放入蒸锅隔水蒸8分钟，关火再闷8分钟，取出，撒上葱花，淋入生抽、香油即可。

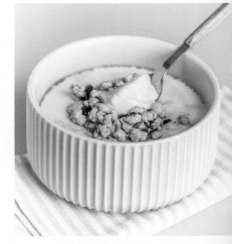

百叶包肉

材料 猪肉200克，豆腐皮100克。

调料 葱末、香油各5克，盐、葱丝、生抽适量。

做法

① 猪肉洗净，切碎，加葱末、盐、香油拌成馅。

② 豆腐皮用热水泡软，洗净，切成10厘米长的片。

③ 豆腐皮内放入肉馅，逐个包好，用葱丝扎紧。

④ 水开放蒸锅蒸10~15分钟即可。

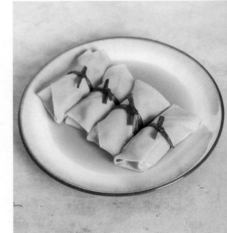

青椒酿肉

材料 柿子椒（青椒）200克，猪肉末150克，鸡蛋1个，面粉、鲜香菇各20克。

调料 盐2克，蚝油、水淀粉、蒜末各5克。

做法

① 柿子椒洗净，去蒂除子，切段；鲜香菇洗净，切碎，加猪肉末、鸡蛋、面粉、盐、蒜末调成馅。

② 将肉馅塞入柿子椒段中，两端蘸上水淀粉封口。

③ 锅内倒油烧热，放入柿子椒肉段煎至虎皮状，淋上蚝油、水淀粉稍煮即可。

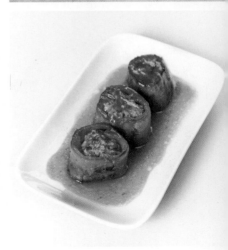

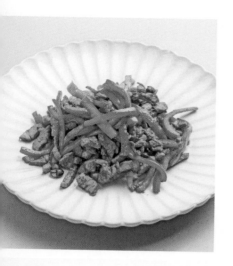

青椒炒肉丝

材料 猪瘦肉150克，柿子椒100克。

调料 盐少许，葱末、姜末、蒜末各5克。

做法

❶ 柿子椒洗净，去蒂及子，切丝；猪瘦肉洗净，切丝。

❷ 锅内倒油烧热，炒香葱末、蒜末、姜末，放入肉丝炒至变色，加入青椒丝炒至断生，加盐调味即可。

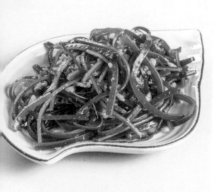

海带肉末

材料 水发海带200克，猪瘦肉100克。

调料 姜末、蒜末、生抽各3克。

做法

❶ 猪瘦肉洗净，切末；水发海带切丝，焯水。

❷ 锅内倒油烧热，炒香姜末、蒜末，加入肉末翻炒，再加入海带丝翻炒，加生抽调味即可。

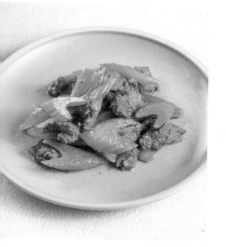

西芹炒牛肉

材料 牛肉150克，西芹100克。

调料 料酒、生抽、葱末、姜末各5克，盐1克。

做法

❶ 牛肉洗净，切小片，用料酒、生抽、少许油腌渍15分钟；西芹洗净，切小段。

❷ 锅内倒油烧热，炒香葱末、姜末，下牛肉片、西芹段翻炒，熟时加盐调味即可。

土豆胡萝卜炖牛肉

材料 牛肉块 250 克，土豆块、胡萝卜块各 200 克。

调料 料酒、葱段、姜片、酱油各 8 克，大料 1 个，山楂 2 个，香叶 2 片，盐 4 克，香菜段 5 克。

做法

① 牛肉块放凉水锅中，大火煮开，撇沫捞出。

② 锅中倒油加热，炒香姜片和葱段，放牛肉块翻炒均匀，加入料酒、酱油、大料、香叶和山楂炒匀，再加入适量水大火烧开，转小火煮 20 分钟，放入土豆块、胡萝卜块炖 30 分钟，加盐调味，大火收汁，撒上葱段、香菜段即可。

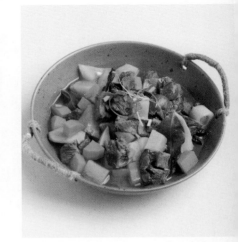

子姜羊肉

材料 羊肉 100 克，子姜 30 克，红彩椒 50 克。

调料 青蒜 10 克，料酒、生抽各 3 克，盐 1 克，淀粉适量。

做法

① 羊肉洗净，切丝，加料酒、盐、淀粉腌渍 10 分钟；子姜洗净，切丝；红彩椒洗净，去蒂及子，切丝；青蒜洗净，切段。

② 锅内倒油烧热，炒香子姜丝，放入羊肉丝滑散，再放入红彩椒丝、青蒜段略炒，淋上生抽即可。

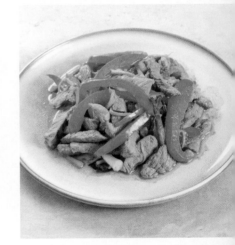

红烧羊排

材料 羊排 250 克，胡萝卜、土豆各 80 克。

调料 葱末、姜末、蒜末、料酒、冰糖各 5 克，盐 1 克，大料 1 个，香叶 2 克。

做法

① 羊排洗净，剁段，凉水下锅，焯水捞出；胡萝卜、土豆分别洗净，去皮，切块。

② 锅内倒油烧热，放冰糖炒出糖色，放葱末、姜末、蒜末炒匀，下羊排段翻炒，加大料、香叶、料酒和适量清水。

③ 大火煮开，转小火烧至八成熟，再放入胡萝卜块、土豆块烧至熟烂，加盐调味即可。

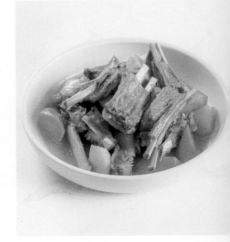

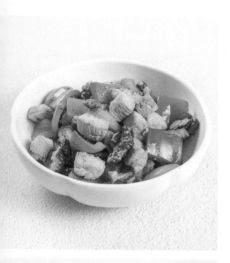

核桃三椒炒鸡丁

材料 鸡胸肉150克，核桃仁、黄彩椒、红彩椒和柿子椒各50克。

调料 盐、生抽各适量。

做法

❶ 鸡胸肉洗净，切丁；黄彩椒、红彩椒和柿子椒洗净，去蒂及子，切小块；核桃仁掰成块。

❷ 锅内倒油烧热，放入鸡丁翻炒至变色，再放入核桃仁块、黄彩椒块、红彩椒块和柿子椒块炒至断生，淋上生抽，加盐调味即可。

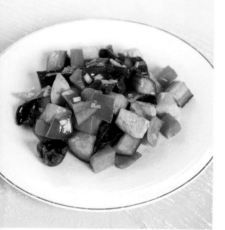

五彩鸡丁

材料 鸡胸肉100克，胡萝卜、黄瓜、洋葱、水发木耳各50克。

调料 盐3克，葱花、姜末各适量。

做法

❶ 胡萝卜、鸡胸肉、黄瓜、洋葱分别洗净，切丁；水发木耳洗净，撕成小朵。

❷ 锅内倒油烧热，放入鸡丁炒至七成熟，下入胡萝卜丁、姜末、葱花翻炒片刻，再下入木耳、洋葱丁、黄瓜丁翻炒至熟，调入盐即可。

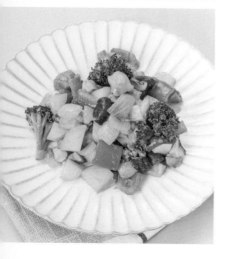

时蔬烤鸡腿

材料 去皮鸡腿肉150克，土豆100克，西蓝花、柿子椒、洋葱、水发香菇各50克。

调料 生抽、盐、料酒、油醋汁各适量。

做法

❶ 柿子椒、洋葱、土豆洗净，土豆去皮，均切块；西蓝花、水发香菇洗净，掰开；鸡腿肉洗净，切丁，用盐、料酒、生抽腌渍20分钟。

❷ 将所有食材装盘，放进180℃预热的烤箱中层，上下火烤25分钟，取出淋油醋汁，拌匀即可。

芋头烧鸭

材料 净鸭块 200 克，净芋头 250 克。

调料 葱段、姜片、蒜瓣各 10 克，盐、料酒、白糖各 2 克，老抽 6 克，胡椒粉少许。

做法

① 锅内加适量冷水，放入鸭块、姜片和少许料酒，烧开后捞出洗净；芋头蒸熟后去皮切块。

② 油锅烧热，加葱段、蒜瓣爆香，倒入鸭块，加老抽、料酒、胡椒粉、白糖翻炒，倒水烧开后，改小火炖 20 分钟，加入芋头块焖至入味，调入盐即可。

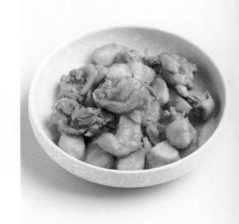

玉竹山药鸽肉汤

材料 玉竹 15 克，山药 100 克，净鸽子 1 只。

调料 葱段、姜片各 10 克，盐 4 克，料酒 5 克，胡椒粉 1 克。

做法

① 鸽子洗净后切块，入沸水中，加料酒，焯烫片刻取出；山药去皮，洗净，切滚刀块，用沸水焯烫；玉竹用开水泡软。

② 砂锅中倒入适量沸水，放入山药块、鸽子块、玉竹、葱段、姜片，大火烧沸，去掉浮沫，煮 5 分钟后转小火炖 20 分钟，加盐、胡椒粉调味即可。

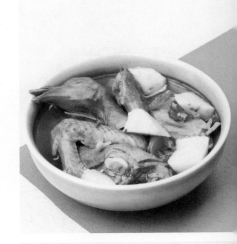

栗子乌鸡汤

材料 净乌鸡 400 克，栗子 200 克。

调料 葱末、姜片各少许，盐、香油各适量。

做法

① 净乌鸡洗净，剁块，用沸水焯一下；栗子去壳，洗净。

② 锅内放入乌鸡块、栗子肉、姜片，加入适量温水，大火烧开后转小火煮 1 小时，撒葱末，用盐和香油调味即可。

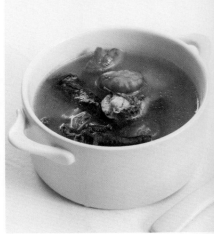

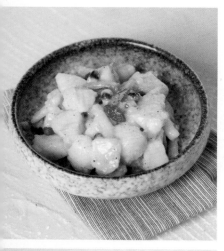

芡实鱼丁

材料 巴沙鱼300克，芡实10克，枸杞子5克。

调料 葱段、姜末、盐各3克，料酒、水淀粉各5克，黑胡椒粉2克。

做法

❶ 巴沙鱼自然解冻，洗净，切丁；芡实煮熟后捞出备用；枸杞子洗净，温水浸泡备用。

❷ 锅内倒油烧热，鱼丁过一下油即捞出。

❸ 锅内留少许油，放入葱段、姜末爆香，加芡实翻炒2分钟。

❹ 下入鱼丁滑炒至散，倒入料酒、盐、黑胡椒粉炒匀，出锅前用水淀粉勾薄芡，撒上枸杞子即可。

糟熘黑鱼片

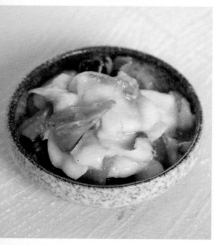

材料 黑鱼150克，柿子椒、水发木耳各50克。

调料 葱末、姜末、淀粉、胡椒粉、盐各适量。

做法

❶ 水发木耳洗净，焯水备用；黑鱼洗净，切片，加淀粉、胡椒粉、盐拌匀腌渍；柿子椒洗净，去蒂及子，切菱形块。

❷ 锅内倒油，滑入黑鱼片，过油后捞出。

❸ 锅内留底油，放入姜末、葱末爆香，再放入柿子椒片、木耳翻炒，加少许水略煮。

❹ 倒入黑鱼片，轻轻翻炒均匀，调入盐即可。

清蒸牡蛎

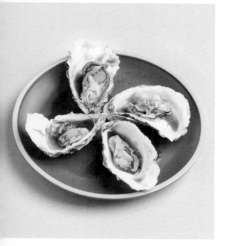

材料 牡蛎300克。

调料 料酒3克，姜片5克。

做法

❶ 牡蛎用刷子刷洗干净，加料酒、姜片腌渍10分钟。

❷ 将牡蛎摆放在蒸屉上，盖盖，大火烧开，水开后继续蒸3分钟即可。

时蔬烤鲈鱼

材料 净鲈鱼150克，胡萝卜块100克，玉米段、洋葱丝、口蘑片各60克。

调料 烧烤汁、蜂蜜、黑胡椒粉、辣椒粉、盐各适量。

做法

① 鲈鱼从鱼鳃下至尾中间划一刀，劈开，表面抹少许盐，腌渍15分钟。

② 将胡萝卜块、口蘑片、洋葱丝、鲈鱼、玉米段放入烤盘，加入烧烤汁和黑胡椒粉，放进180℃预热的烤箱中层，上下火烤20分钟。

③ 取出，刷烧烤汁和蜂蜜，撒上辣椒粉，再放进烤箱烘烤10分钟即可。

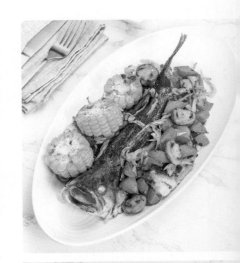

香煎巴沙鱼

材料 净巴沙鱼150克，紫薯100克，西蓝花80克，圣女果40克，柠檬2片。

调料 黑胡椒粉、橄榄油、酱油、盐各少许。

做法

① 所有食材洗净；柠檬片挤汁备用；紫薯蒸熟，去皮，切块；西蓝花掰小朵，焯水；圣女果切块。

② 巴沙鱼加入橄榄油、酱油、盐、黑胡椒粉和柠檬汁腌渍30分钟。平底锅热锅倒油，将巴沙鱼放入锅中煎至两面金黄，盛出装盘。

③ 将紫薯块、西蓝花、圣女果一同装盘即可。

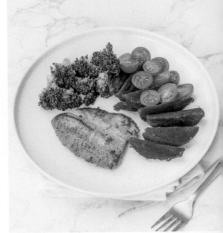

海带芋头豆腐汤

材料 老豆腐200克，水发海带100克，芋头50克。

调料 味噌、葱花各适量。

做法

① 老豆腐洗净，切块；芋头洗净，去皮，切块；水发海带洗净，切块。

② 将海带块、芋头块和老豆腐块放进锅中，加入味噌和适量清水，煮15分钟，撒上葱花即可。

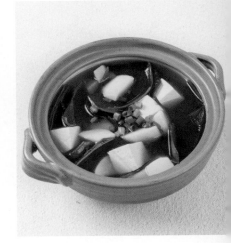

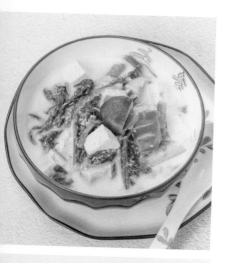

豆腐豆浆时蔬汤

材料 豆浆 300 克, 莜麦菜、豆腐各 100 克, 番茄 80 克, 鲜香菇 50 克。

调料 葱末、蒜末、水淀粉、盐各少许。

做法

❶ 所有食材（除豆浆）洗净; 番茄切块; 鲜香菇切块; 莜麦菜切段; 豆腐切块。

❷ 锅热放油, 蒜末爆香, 加入番茄块和香菇块翻炒出香味, 加豆浆大火煮沸, 再放豆腐块和莜麦菜段略煮。

❸ 用水淀粉勾芡, 调入葱末、盐即可。

菠菜猪血蛋花汤

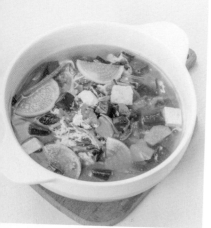

材料 菠菜 150 克, 猪血 100 克, 番茄 80 克, 鸡蛋 1 个, 红薯、白萝卜各 50 克, 豆腐 30 克。

调料 盐少许。

做法

❶ 所有食材洗净; 菠菜切段; 豆腐切块; 猪血切块; 番茄切块; 白萝卜切扇形片; 红薯去皮,

切滚刀块; 鸡蛋打散。

❷ 锅中倒入适量清水, 水开后放入白萝卜片、红薯块、番茄块和豆腐块, 盖盖煮 15 分钟, 放入猪血块, 再次煮开, 放入菠菜段。

❸ 水微开后, 加入鸡蛋液, 加盐调味即可。

牛肉片豆芽汤

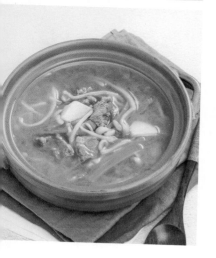

材料 牛肉 125 克, 黄豆芽 80 克, 芋头 60 克, 胡萝卜、番茄各 50 克。

调料 葱末、姜丝、胡椒粉、盐各少许。

做法

❶ 所有食材洗净; 牛肉切薄片; 胡萝卜切丝; 番茄切块; 芋头去皮, 切块。

❷ 锅热放油, 爆香葱末和姜丝, 放番茄块、芋头块和牛肉片炒至牛肉片变色, 再放黄豆芽、胡萝卜丝, 继续翻炒, 加入适量清水, 放入芋头块。

❸ 水沸后煮 15 分钟, 撒上胡椒粉和盐即可。

白菜罗非鱼豆腐汤

材料 罗非鱼 125 克，大白菜 100 克，豆腐 50 克，豆腐皮 35 克。

调料 香葱碎、姜丝、醋、花椒、盐各少许。

做法

❶ 罗非鱼治净，切片；豆腐皮洗净，切条；大白菜洗净，切条；豆腐洗净，切块。

❷ 锅热放油，爆香花椒、姜丝和香葱碎，放入鱼片滑炒，倒入醋，放入大白菜条、豆腐皮条、豆腐块和适量清水煮 15 分钟，加入盐，撒剩余香葱碎即可。

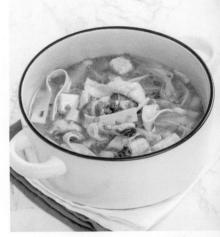

虾仁鱼片豆腐汤

材料 虾仁、芥蓝各 100 克，鱼片、豆腐各 80 克，山药、番茄各 50 克。

调料 生抽、料酒各适量，蒜片、姜片、葱花各少许。

做法

❶ 所有食材洗净；虾仁去虾线；豆腐切块；山药去皮，切块；芥蓝切段；番茄切块。

❷ 锅热放油，炒香蒜片和姜片，放入番茄块翻炒，再加入豆腐块、山药块和适量清水烧开，放入虾仁、鱼片稍煮，加料酒、生抽搅匀，用葱花点缀即可。

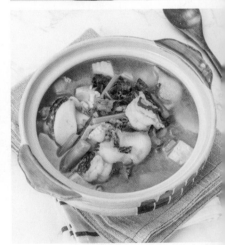

冬瓜海带大虾汤

材料 冬瓜 150 克，大虾 100 克，小白菜 80 克，水发海带 50 克。

调料 香菜段 10 克，葱段、盐各少许。

做法

❶ 所有食材洗净；冬瓜去皮除子，用勺子挖球；水发海带切块；大虾去壳和虾线；小白菜切段。

❷ 锅中放适量清水，放冬瓜球、海带块、大虾煮沸，放入小白菜段略煮，出锅前撒上葱段和香菜段，放少许盐调味即可。

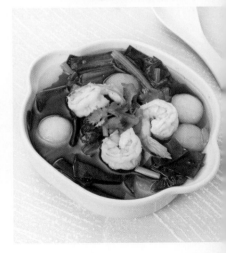

搭配优质碳水，
提高增肌效果

慢碳水与快碳水，应该怎么选

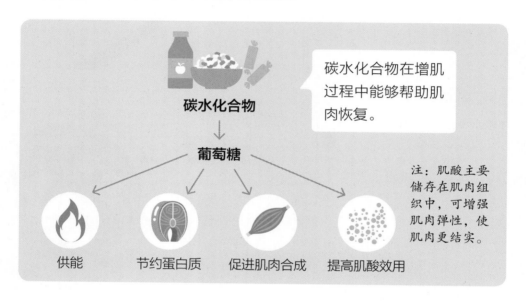

碳水化合物

碳水化合物在增肌过程中能够帮助肌肉恢复。

葡萄糖

注：肌酸主要储存在肌肉组织中，可增强肌肉弹性，使肌肉更结实。

供能　　　节约蛋白质　　　促进肌肉合成　　　提高肌酸效用

慢碳水即复杂碳水化合物。

代表食物：主要存在于全谷物、蔬菜、豆类等食物中，如糙米、薏米、红薯、西蓝花、红豆等。

黑米饭 115 千卡 /100 克	土豆 81 千卡 /100 克
莲藕 47 千卡 /100 克	豌豆 111 千卡 /100 克
红豆 324 千卡 /100 克	薏米 361 千卡 /100 克

慢碳水

优点：消化和吸收速度较慢，可以提供更持久、更稳定的能量，还能帮助维持血糖水平的稳定，减少饥饿感。

缺点：相对于快碳水来说，不能快速补充能量。

食用建议：减脂增肌人群的首选。慢碳水应占主食的 1/4~1/3。

快碳水

快碳水即简单碳水化合物。

代表食物：存在于精制食品和加工过的食物中，如白米饭、白粥、馒头、白面包、糖果、甜点、果汁等。

馒头 223 千卡 / 100 克　　　白面包 283 千卡 / 100 克

白米饭 116 千卡 / 100 克　　白粥 46 千卡 / 100 克

粉丝 356 千卡 / 100 克　　　年糕 220 千卡 / 100 克

苹果汁 46 千卡 / 100 克　　　红枣 276 千卡 / 100 克

西瓜 32 千卡 / 100 克

优点：能够快速被身体消化、吸收和利用，可以提供瞬时能量。

缺点：由于消化速度快，对血糖水平影响大，容易产生饥饿感。

食用建议：少吃、不单独吃，尽量与富含膳食纤维和蛋白质的食物搭配着吃。

劣碳水

劣碳水大多指油糖混合物。

代表食物：甜甜圈、比萨、曲奇、薯片、油条、可颂等。

特点：高碳水、高油脂、高能量，营养较匮乏。这些碳水通常味重好吃，容易吃多，对血糖影响较大，容易产生脂肪堆积。

食用建议：不吃或少吃。实在馋了，每个月吃 1~2 次，且控制量。

结论

如果进行高强度、短时间的运动，快碳水可能是一个好选择；但想要提高增肌效果、保持稳定的能量供应、控制体重或改善血糖，选择慢碳水会更好。增肌达到一定效果后，可偶尔来点小甜食犒劳下自己。

高效增肌的优质碳水速查

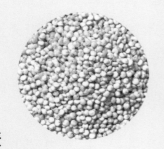

藜麦

膳食纤维含量高达7.1%，胆固醇为0，不含麸质，低脂、高蛋白（14%～22%），并富含多种维生素和矿物质。

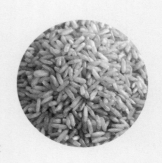

糙米

比较常见的优碳主食。糙米富含维生素B和维生素E，有调节人体免疫力的作用，丰富的膳食纤维能提供较好的饱腹感。

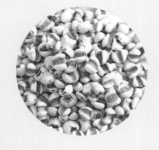

薏米

薏米富含膳食纤维、钾、镁，有一定消水肿作用。常食可以保持人体皮肤光泽细腻，减轻粉刺、色斑，改善肤色。

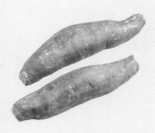

红薯

红薯中含有大量不易被消化酶破坏的膳食纤维，能刺激消化液分泌及肠胃蠕动，从而起到通便作用。同时含有丰富的抗氧化剂 β - 胡萝卜素，是一种理想减脂食物。

荞麦

荞麦含有丰富的膳食纤维，还含有较丰富的铁、锰、锌等微量元素。

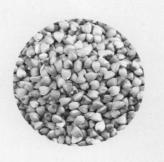

麦麸

最显著特点就是富含膳食纤维，能产生较好的饱腹感，且有助于减少糖类和脂肪的吸收。

燕麦

很受欢迎的主食之一，富含膳食纤维，可促进胃肠蠕动，有助于清除体内废物。

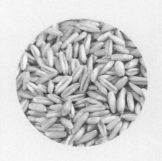

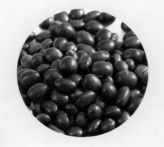

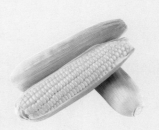

黑豆

黑豆是一种高蛋白、高钙、高膳食纤维食物，含有丰富的亚油酸、卵磷脂，能调节血胆固醇水平，预防肥胖。同时含有花青素，既减脂又抗衰。

玉米

玉米中含有较多的膳食纤维，比精米、精面高 4～10 倍。还含有大量镁，镁可以调节胃肠道功能，具有利胆作用。玉米中还含有丰富的钙、磷、硒、卵磷脂、维生素 E 等。

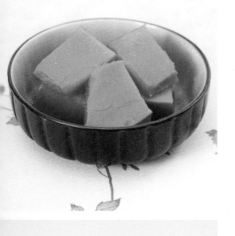

蒸南瓜

材料　南瓜 350 克。

做法

❶ 南瓜去皮、去瓤，洗净后切大块。

❷ 锅中加入水，水开后将南瓜块上屉蒸 15 分钟即可。

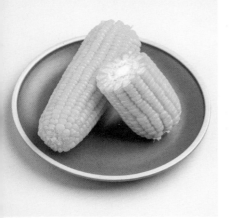

蒸玉米棒

材料　鲜玉米棒 200 克。

做法

❶ 鲜玉米棒去皮和须，洗净。

❷ 蒸锅置火上，倒入适量清水，放入玉米棒蒸制，待锅中水烧开后再蒸 30 分钟即可。

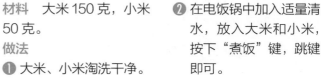

二米饭

材料　大米 150 克，小米 50 克。

做法

❶ 大米、小米淘洗干净。

❷ 在电饭锅中加入适量清水，放入大米和小米，按下"煮饭"键，跳键即可。

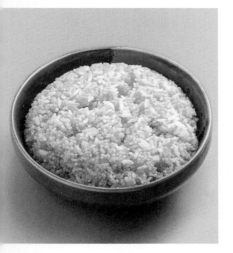

南瓜薏米饭

材料　薏米 50 克，南瓜 200 克，大米 100 克。

做法

❶ 南瓜洗净，去皮、去瓤，切成粒。

❷ 薏米拣去杂质，洗净，浸泡 3 小时。

❸ 大米洗净，浸泡半小时。

❹ 将大米、薏米、南瓜粒和适量清水放入电饭锅中。

❺ 按下"煮饭"键，蒸至电饭锅提示米饭蒸好即可。

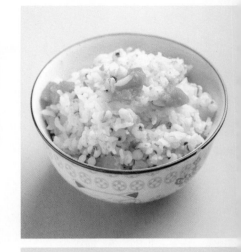

红豆米饭

材料　大米 150 克，红豆 50 克。

做法

❶ 红豆淘洗干净，提前浸泡 2 小时；大米淘洗干净。

❷ 把大米和红豆一起倒入高压锅中，倒入没过米表面 2 指腹的清水，盖上锅盖，以中火煮熟即可。

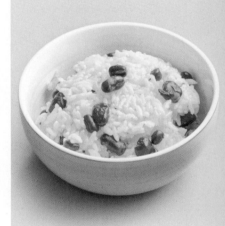

高纤糙米饭

材料　糙米 60 克，薏米、绿豆、豌豆、胡萝卜各 30 克。

做法

❶ 绿豆、薏米、糙米洗净，浸泡 4 小时；豌豆洗净；胡萝卜洗净，切丁。

❷ 将绿豆、薏米、糙米、豌豆、胡萝卜丁一起放入电饭锅中，加入适量清水，按下"煮饭"键，煮好后盛出，稍凉即可。

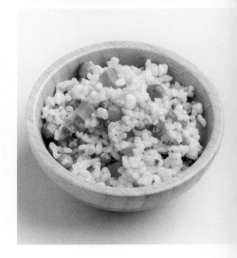

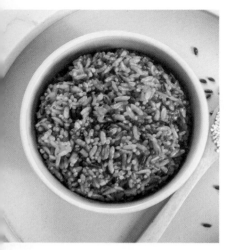

藜麦饭

材料 黑米60克，藜麦30克，大米90克。

做法

❶ 黑米、藜麦、大米分别洗净，黑米、藜麦浸泡4小时。

❷ 将黑米、藜麦、大米放入电饭锅内，加入适量水，按下"煮饭"键，煮熟即可。

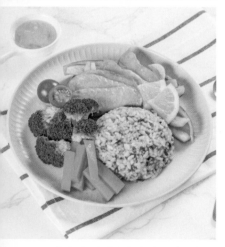

时蔬三文鱼饭

材料 三文鱼100克，熟西蓝花块、洋葱条各50克，圣女果、熟胡萝卜条各30克，柠檬片2片，藜麦、黑米各20克，大米60克。

调料 蒜片、黑胡椒粉、料酒、橄榄油、盐各适量。

做法

❶ 大米、藜麦、黑米放入电饭锅中，煮成米饭。

❷ 三文鱼放入黑胡椒粉、盐、柠檬片、蒜片、料酒、橄榄油，腌渍30分钟后，煎至两面金黄。

❸ 餐盘中盛煮好的米饭，放入煎好的三文鱼及洋葱条，摆入熟西蓝花块、熟胡萝卜条、圣女果即可。

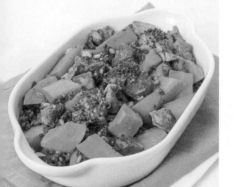

胡萝卜牛腩焖二米饭

材料 胡萝卜块100克，牛腩块80克，黑米30克，糙米20克，山楂10克。

调料 姜片、葱段各少许，老抽、生抽、盐、醋各适量。

做法

❶ 糙米和黑米洗净，浸泡2小时；牛腩块冷水下锅，加山楂煮开，撇去浮沫，捞出。

❷ 油锅烧热，放入姜片、葱段爆香，放入牛腩块翻炒，加老抽、生抽、盐炒匀，加醋和足量水烧开。

❸ 将糙米、黑米和胡萝卜块一起放入电饭锅中，倒入牛腩块和全部汤汁，焖成米饭即可。

山药排骨焖饭

材料 猪排骨100克，山药80克，胡萝卜、鲜香菇各50克，大米40克。

调料 生抽、料酒各适量，姜片、葱段、葱花各少许。

做法

❶ 所有食材洗净；山药、胡萝卜去皮，切滚刀块；鲜香菇切片；猪排骨切段。

❷ 炒锅放油，爆香姜片、葱段，放入排骨段翻炒，加入生抽炒匀，放入山药块、胡萝卜块、香菇片炒匀，加入水烧开。

❸ 电饭锅放入大米，倒入炒好的菜，加适量水，淋入生抽和料酒，焖熟盛出，撒上葱花即可。

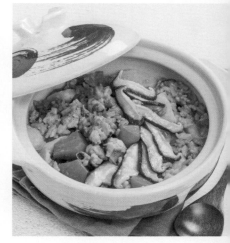

鸡丝蔬菜拌杂粮饭

材料 鸡胸肉80克，鸡蛋1个，油菜50克，柠檬半个，红彩椒、黄彩椒各25克，杂粮饭80克，黑芝麻少许。

调料 蒜末、油醋汁、盐各少许。

做法

❶ 所有食材洗净；柠檬切片；鸡蛋打散；油菜焯水，捞出；鸡胸肉焯熟，撕丝；红彩椒、黄彩椒去蒂及子，切丝。

❷ 锅热放油，倒入鸡蛋液炒成块，放在装有鸡丝、柠檬片、油菜和彩椒丝的盘中，撒少许盐、蒜末、黑芝麻，淋入油醋汁，同杂粮饭拌匀即可。

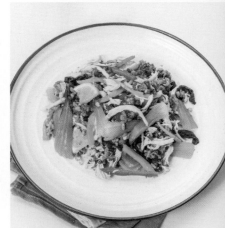

虾仁什锦燕麦饭

材料 大白菜叶、虾仁各100克，胡萝卜、芦笋各50克，西葫芦30克，洋葱、大米、燕麦、豌豆各20克。

调料 油醋汁、盐各适量。

做法

❶ 所有食材洗净；芦笋、大白菜叶、胡萝卜、西葫芦、洋葱切丁，焯熟；虾仁去虾线。

❷ 大米、燕麦、豌豆浸泡4小时，同虾仁放入电饭锅煮熟，盛出。

❸ 芦笋丁、大白菜叶丁、胡萝卜丁、西葫芦丁、洋葱丁中加油醋汁和盐，放入蒸好的米饭，拌匀即可。

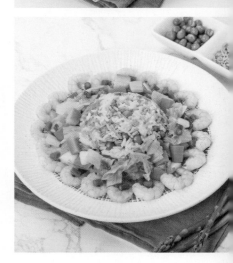

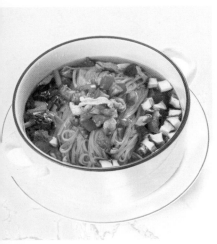

鸭丝菠菜面

材料 菠菜汁 200 克，去皮鸭肉 100 克，面粉 80 克，圣女果碎、小白菜碎、鲜香菇碎各 50 克。

调料 盐适量。

做法

1. 面粉倒入大碗中，加菠菜汁搅拌均匀，揉成面团，用保鲜膜覆盖，静置 15 分钟；去皮鸭肉洗净，切丝，煮熟。
2. 将醒好的面团擀成薄厚均匀的面片，再切成粗细均匀的面条。
3. 另取锅，加适量清水煮沸后下面条、熟鸭丝、鲜香菇碎，再次煮沸后转小火，放入小白菜碎、圣女果碎煮至面条熟软，加盐调味即可。

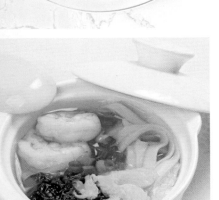

虾仁紫菜汤面

材料 虾仁 20 克，鸡蛋 1 个，干紫菜 3 克，手擀面 150 克。

调料 盐 2 克，葱花 5 克。

做法

1. 虾仁洗净，去虾线；干紫菜泡发，撕碎；鸡蛋打散，搅匀。
2. 锅置火上，放油烧热，放入葱花煸出香味。
3. 锅内倒入适量开水，将手擀面下锅煮至九分熟。
4. 放入虾仁，加少许盐，浇上鸡蛋液，蛋花浮起时，倒入装有紫菜的汤碗中即可。

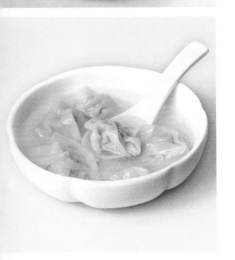

鲜虾小馄饨

材料 鲜虾 150 克，胡萝卜 100 克，馄饨皮适量。

调料 香油适量。

做法

1. 鲜虾洗净，去虾壳及虾线，切碎；胡萝卜洗净，去皮，切碎。
2. 将切碎的鲜虾和胡萝卜碎放入碗中，加少许香油搅拌均匀，包入馄饨皮中。
3. 锅中加水煮沸后下入小馄饨，煮至浮起熟透即可。

南瓜双色馒头

材料 南瓜泥130克，面粉550克，酵母粉4克。

做法

① 酵母粉分两份，分别加30克温水、120克温水化开，为南瓜面团和白面面团所用。

② 南瓜泥加酵母水和250克面粉和成面团，300克面粉加酵母水揉成面团，分别醒发。

③ 两种面团揉匀，擀大片，南瓜面片放下面，白面片放上面摞起，从下往上卷起。

④ 将面揉成均匀的长条形，用刀切成大小均匀的小段，做成馒头生坯，醒发20分钟，放蒸锅中蒸20分钟取出即可。

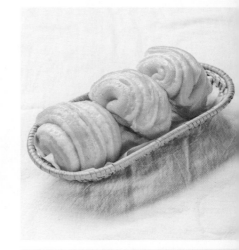

小米海参粥

材料 小米100克，水发海参150克。

做法

① 小米淘洗干净；水发海参洗净，切小块。

② 海参块放入锅内，加适量清水，水沸后加小米，小火煮至粥成即可。

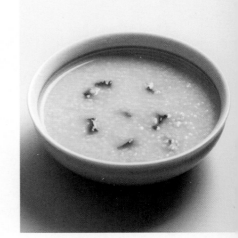

土豆丝饼

材料 土豆200克，面粉100克。

调料 葱花5克，盐1克。

做法

① 土豆洗净，去皮后擦成丝。

② 面粉中放入土豆丝、适量清水、葱花、盐，搅拌均匀成面糊。

③ 平底锅倒油烧热，将面糊均匀地铺在锅中，煎至两面熟透，盛出即可。

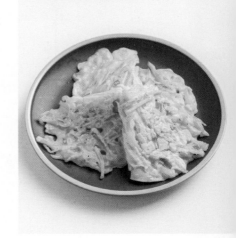

燕麦香蕉卷饼

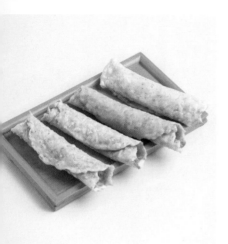

材料 香蕉1根（100克），面粉50克，原味燕麦片40克，杏仁粉5克，去核红枣3枚。

做法

❶ 香蕉去皮，切成碎；去核红枣切碎，放入料理机中，加适量饮用水打成泥。

❷ 将原味燕麦片、杏仁粉、面粉、香蕉碎和适量饮用水搅匀成面糊。

❸ 将面糊分成若干小份，在平底锅中倒入面糊，两面小火煎熟即为饼皮。

❹ 将红枣泥均匀涂在饼皮上，卷起来即可。

豆腐比萨

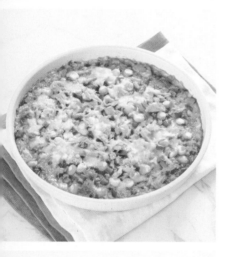

材料 豆腐300克，金枪鱼罐头80克，柿子椒60克，鸡蛋1个，玉米粒40克，奶酪20克。

调料 比萨酱10克，橄榄油4克，盐2克。

做法

❶ 柿子椒洗净，去蒂及子，切丁；豆腐洗净，切块，放入碗中，打入鸡蛋，加盐搅拌均匀。

❷ 烤盘刷一点橄榄油，把豆腐块均匀地铺在底层，上面铺一层比萨酱。

❸ 豆腐上再铺上金枪鱼、玉米粒和柿子椒丁，最上面放奶酪。

❹ 烤盘放入烤箱，180℃上下火烤20分钟即可。

西蓝花鸡蛋饼

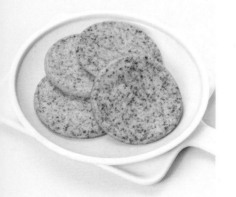

材料 鸡蛋2个，西蓝花100克，面粉150克，酵母少许。

调料 盐、胡椒粉各适量。

做法

❶ 西蓝花洗净，焯水，切碎；鸡蛋打散；酵母用温水化开。

❷ 面粉中倒入鸡蛋液，加入西蓝花碎、酵母水，顺时针搅拌均匀，加入少量盐和胡椒粉拌匀。

❸ 平底锅加热刷油，倒入面糊铺平，大约2分钟凝固后翻面，待饼膨起即可。

不可忽视维生素 D 的补充，强健骨骼增肌力

补充维生素 D 的 2 条途径

维生素 D 是一种脂溶性维生素，可帮助强健骨骼、增强肌力。研究发现，在全球范围内有 50%~80% 的人存在维生素 D 的缺乏或不足，而维生素 D 的缺乏或不足可影响肌肉功能，导致肌力、平衡能力下降，增加骨折风险。维生素 D 的独特之处在于仅靠饮食提供是远远不能满足人体需要的，约 90% 以上要靠人体皮肤经日晒后合成。因此，获取维生素 D 应该食补和晒太阳相结合。

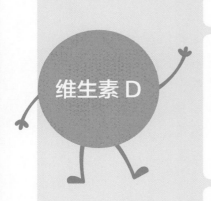

维生素 D

增肌强体的 2 条路径
1. 维生素 D 通过与骨骼肌细胞表面的特异性维生素 D 受体结合，促进肌纤维合成。
2. 维生素 D 可使钙存储量增加，从而促进肌肉收缩功能。

缺乏、不足、充足的判断标准
血清中 25 羟维生素 D 水平可反映人体中维生素 D 营养状况。
严重缺乏：<10 纳克 / 毫升
缺　　乏：<20 纳克 / 毫升
不　　足：20~30 纳克 / 毫升
充　　足：>30 纳克 / 毫升

推荐摄入量
18 岁以上：10 微克 / 天
65 岁以上：15 微克 / 天
数据参考：《中国居民膳食营养素参考摄入量（2023 版）》

1 光线要适中，不要在阳光强烈或太微弱时晒太阳。去户外日晒时，建议在上午 10 点以前和下午 4 点左右，将面部和双上臂曝露于阳光下 5~30 分钟，每周 3 次。

2 不要隔着玻璃晒太阳。隔着玻璃晒太阳不能有效补充维生素 D，因为紫外线很难透过玻璃到达人身上。

3 不要包裹太严实。阳光中的紫外线只有和皮肤直接接触，才能够合成人体所需要的维生素 D。

补充途径 1
晒太阳

补充途径 2
天然食物 + 营养制剂

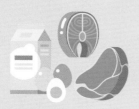

1 维生素 D 在天然食物中的含量很少，主要来自鸡蛋、牛肝、金枪鱼、三文鱼、沙丁鱼、奶酪、蛋黄等，而蔬菜和水果中几乎不含维生素 D。

2 食补不够时，可在医生指导下补充强化维生素 D 食品或维生素 D 制剂。

优质维生素 D 精选食材

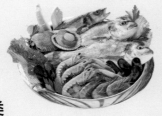

鱼虾类

鱼虾类，特别是海鱼，如三文鱼、巴沙鱼、带鱼、大虾等属于高蛋白、低脂肪食材，还含有维生素 D、维生素 E 等，对增强肌肉、抗衰老非常有益。

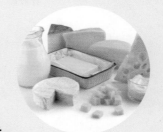

奶类

牛奶、羊奶等奶类不仅含有维生素 D，且含优质蛋白，方便饮用，是补充维生素 D 等的不错选择。

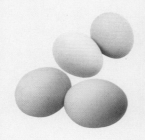

蛋类

鸡蛋、鸭蛋、鹅蛋、鹌鹑蛋等蛋类是常见的维生素 D 来源，非常适合增肌抗衰人群。

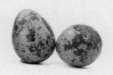

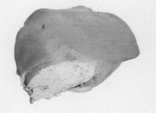

动物肝脏

猪肝、鸡肝、鸭肝等动物肝脏中也含有一定量的维生素 D，有利于骨骼生长和钙化。需要注意，动物肝脏胆固醇含量高，摄入以每月 2~3 次、每次 30~50 克为宜。

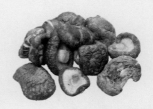

香菇

香菇中含有维生素 D，能促进钙的吸收，可强健骨骼。鲜香菇经过日晒可促进维生素 D 的生成，且干香菇比鲜香菇的味道更香，因为经过日晒后香菇中的鲜味物质鸟苷酸盐会增加。

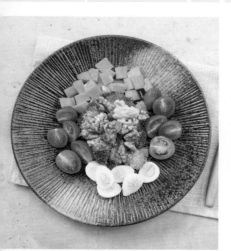

核桃蔬果拌鹌鹑蛋

材料 西蓝花 100 克，圣女果 80 克，红薯 50 克，核桃仁 30 克，鹌鹑蛋 3 个。

调料 油醋汁适量。

做法

❶ 核桃仁用微波炉烤 1 分钟，口感更脆；鹌鹑蛋煮熟，凉凉后剥壳，切两半；西蓝花掰成小朵，浸泡 10 分钟后洗净，焯熟；圣女果洗净，切半；红薯去皮，洗净，蒸熟，切丁。

❷ 所有食材装盘，淋上油醋汁即可。

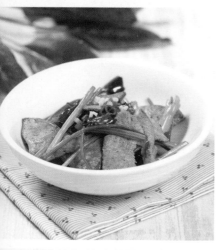

菠菜炒猪肝

材料 猪肝片 250 克，菠菜 100 克。

调料 水淀粉 30 克，料酒 10 克，葱末、姜末、蒜末各 5 克，盐 3 克。

做法

❶ 猪肝片加水淀粉、料酒抓匀上浆；菠菜洗净，焯水，捞出沥干，切段。

❷ 油锅烧热，炒香葱末、姜末、蒜末，放猪肝片炒散，放菠菜段、盐翻匀，用水淀粉勾芡即可。

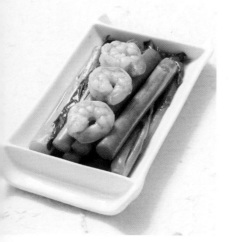

白灼芥蓝虾仁

材料 芥蓝 200 克，虾仁 100 克。

调料 酱油 5 克，白糖、盐各 3 克，水淀粉、胡椒粉、香油各适量。

做法

❶ 芥蓝洗净；虾仁洗净，去虾线，用盐、胡椒粉、水淀粉抓匀，腌渍 10 分钟。

❷ 锅内倒入清水烧沸，将芥蓝焯至断生后捞出。

❸ 锅内倒油，烧至六成热，下虾仁滑散后盛出，摆放在焯好的芥蓝上。

❹ 将酱油、白糖、盐、香油、胡椒粉和少许水兑成白灼汁，倒入锅内烧开后，浇在虾仁和芥蓝上即可。

虾仁炒鸡蛋

材料 虾仁 150 克，鸡蛋 3 个。

调料 葱末、姜末、盐各 3 克。

做法

❶ 虾仁洗净，去虾线；鸡蛋打成蛋液，炒成块盛出。

❷ 油锅烧热，爆香葱末、姜末，放虾仁炒熟，倒入鸡蛋块，加盐翻炒均匀即可。

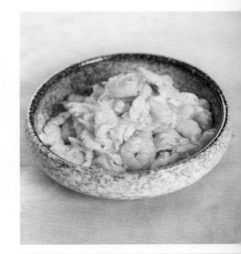

虾仁山药木耳

材料 虾仁 150 克，山药 100 克，胡萝卜、水发木耳各 50 克。

调料 葱末、姜末、料酒、盐各适量。

做法

❶ 虾仁洗净，去虾线，用料酒腌渍 10 分钟，焯水捞出；山药去皮，洗净，切片；胡萝卜去皮，洗净，切片；水发木耳洗净，撕小朵。

❷ 锅内倒油烧热，炒香葱末、姜末，加虾仁、山药片、胡萝卜片、木耳小朵翻炒均匀，加盐调味即可。

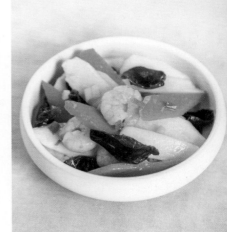

番茄巴沙鱼

材料 巴沙鱼 200 克，番茄 100 克。

调料 葱段、姜片、蒜片、料酒各适量，番茄酱 10 克，盐 2 克。

做法

❶ 巴沙鱼洗净，切薄片，加入料酒、盐、姜片腌渍 10 分钟；番茄洗净，去皮，切小丁。

❷ 锅内倒油烧热，爆香蒜片，下入番茄丁，大火翻炒至番茄丁出浓汁，再下入番茄酱，加入适量水烧开。

❸ 放入鱼片煮熟，加盐调味，撒葱段即可。

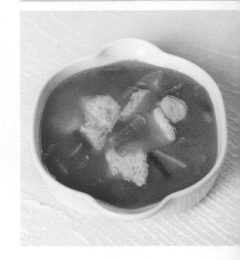

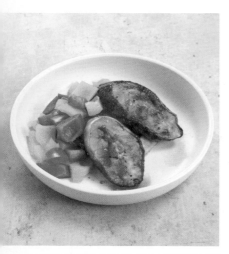

彩椒烤鳕鱼

材料 净鳕鱼块 250 克，彩椒 50 克。

调料 黄油、照烧酱各 10 克。

做法

❶ 鳕鱼块洗净，用厨房用纸吸干水分。

❷ 炒锅加热后放入黄油，待其化后关火，放入照烧酱搅匀成黄油照烧酱。

❸ 鳕鱼块放入保鲜盒内，浇入黄油照烧酱，抹匀后腌渍 15 分钟。

❹ 彩椒洗净、去蒂及子，切块，放入沸水中焯熟，捞出沥干。

❺ 烤盘内铺入锡箔纸后，放上鳕鱼，再放入烤箱内烤制 15 分钟。

❻ 取出后用彩椒块点缀，摆入盘中即可。

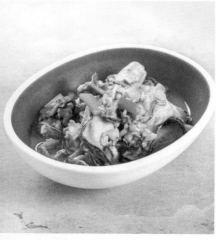

蒜香牡蛎

材料 牡蛎 300 克。

调料 蒜末、橄榄油各 15 克，料酒 3 克，姜片 5 克，葱段少许。

做法

❶ 牡蛎用刷子刷洗干净，加料酒、姜片腌渍 10 分钟。

❷ 蒜末和橄榄油搅匀制成调味汁。

❸ 牡蛎摆放在蒸屉上，盖盖，大火烧开后继续蒸 3 分钟。

❹ 将调味汁淋在牡蛎肉上，撒上葱段即可。

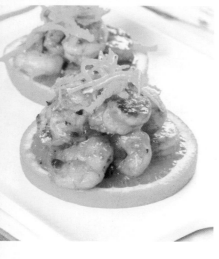

香橙黑蒜虾球

材料 鲜虾、橙子各 200 克。

调料 白葡萄酒 30 克，黑蒜 20 克，沙拉酱、芥末膏、黑胡椒碎、盐各适量。

做法

❶ 虾洗净，去壳和虾线；用盐搓洗橙皮，清水洗净，切出 3～4 片，剩下的刮取橙皮屑、取果肉切小块；黑蒜去皮，加入芥末膏、沙拉酱、黑胡椒碎、橙肉块混合均匀，即为黑蒜橙子酱。

❷ 锅内倒油烧热，放入虾煎至变色，加入白葡萄酒、盐，再加入黑蒜橙子酱炒匀。

❸ 盘中放橙子片垫底，上面放上炒好的虾仁，点缀适量橙皮屑即可。

双椒鱿鱼

材料 鱿鱼 100 克，柿子椒、黄彩椒各 70 克，洋葱 30 克。

调料 盐 1 克，生抽 5 克，葱段、姜片各适量。

做法

① 鱿鱼洗净，切花刀，焯水，沥干；柿子椒、黄彩椒洗净，去蒂及子，切块；洋葱洗净，切片。

② 锅内倒油烧热，炒香葱段、姜片，加入洋葱片、鱿鱼、柿子椒块、黄彩椒块爆炒，加入生抽、盐调味即可。

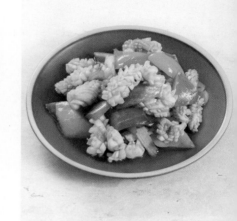

番茄巴沙鱼豆腐汤

材料 巴沙鱼 150 克，嫩豆腐、番茄各 100 克，金针菇、茼蒿各 80 克。

调料 胡椒粉、番茄酱、香葱末、蒜片各适量。

做法

① 所有食材洗净；番茄切小块；嫩豆腐切块；茼蒿切段；巴沙鱼治净，切片。

② 锅热放油，爆香蒜片，加番茄块炒出汁，放番茄酱炒至汤汁黏稠，加入清水，放豆腐块煮至沸腾，下鱼片轻轻搅动一下，避免鱼片粘连。

③ 汤煮沸后放茼蒿段、金针菇，加入胡椒粉，煮 1 分钟，撒香葱末点缀即可。

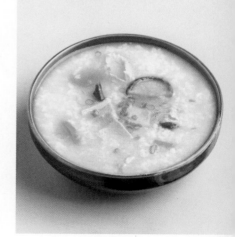

三文鱼香菇粥

材料 大米 60 克，三文鱼 100 克，鲜香菇、胡萝卜各 50 克。

调料 葱花、高汤各适量，盐 1 克。

做法

① 鲜香菇去蒂，洗净，切块；胡萝卜去皮洗净，切片；大米淘净，浸泡 10 分钟；三文鱼洗净，切片。

② 高汤倒入锅中煮开，放入大米、香菇块、胡萝卜片一起煮至粥熟，放入三文鱼肉片再次煮开，调入葱花、盐即可。

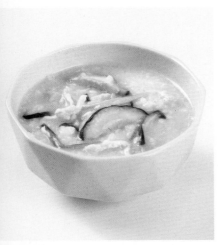

香菇鸡肉粥

材料 大米、鸡胸肉各100克，鲜香菇80克，油菜50克，鸡蛋1个。

做法

❶ 大米洗净，用水浸泡30分钟；鸡胸肉洗净，切丝，取蛋清腌渍；鲜香菇洗净，去蒂，切片；油菜洗净，切丝。

❷ 锅内加清水烧开，放大米、香菇片，熬煮成粥，放鸡胸肉丝滑散，放油菜丝稍煮即可。

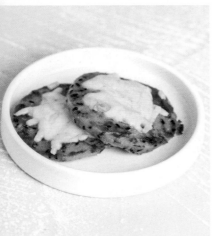

豌豆玉米奶酪虾饼

材料 玉米粒100克，豌豆、奶酪碎各30克，面粉50克，虾仁80克。

调料 白糖5克，黑芝麻10克。

做法

❶ 玉米粒、豌豆、虾仁洗净，煮熟，捞出，加适量清水，放入搅拌器中搅成泥，加入黑芝麻、白糖、面粉，搅拌均匀。

❷ 平底锅刷油，倒入适量面糊，做成圆饼状，撒少许奶酪碎，煎至两面金黄即可。

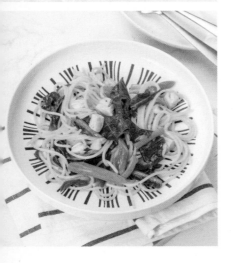

三文鱼芥蓝意面

材料 芥蓝、三文鱼各100克，意大利面50克。

调料 香葱段、橄榄油、蒜末、黑胡椒碎、盐各适量。

做法

❶ 锅中水烧开，下意大利面煮15分钟左右至熟，捞出；芥蓝洗净，切斜刀；三文鱼洗净，切小块，用黑胡椒碎略腌。

❷ 锅热后放入橄榄油，下蒜末和香葱段，香葱段稍变软时下三文鱼块，煎至变色后，盛一汤勺煮面汤倒锅内，把煮熟的意大利面放入锅内，待汤汁渐渐变浓时，下芥蓝，芥蓝变软时撒少许盐调味，拌匀即可。

三文鱼西蓝花炒饭

材料 三文鱼 125 克，西蓝花 80 克，豌豆、米饭各 50 克。

调料 葱段、盐各适量。

做法

❶ 西蓝花掰成小朵，洗净，焯水，切碎；三文鱼洗净，煎熟，切丁；米饭打散；豌豆洗净，焯熟。

❷ 锅热放油，放入葱段爆香，倒入米饭翻炒均匀，加入西蓝花碎、豌豆和三文鱼丁翻炒片刻，加盐炒匀即可。

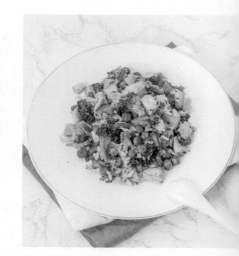

巴沙鱼炒糙米饭

材料 巴沙鱼片 100 克，番茄 80 克，鸡蛋 1 个，芹菜、鲜香菇、糙米饭各 50 克。

调料 葱末、蒜末、盐各少许。

做法

❶ 所有食材（除糙米饭）洗净；番茄、芹菜、鲜香菇切丁；鸡蛋打散备用；巴沙鱼片煎熟，切丁。

❷ 锅热放油，倒入鸡蛋液炒成块，盛出备用。

❸ 锅中余油加热，爆香葱末、蒜末，依次放入番茄丁、香菇丁、芹菜丁、巴沙鱼丁翻炒至断生，放入糙米饭、盐和炒好的鸡蛋块，炒匀即可。

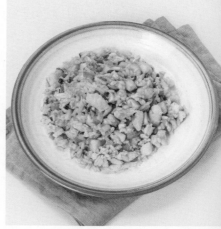

香菇薏米饭

材料 大米 100 克，薏米 80 克，干香菇、油豆腐、青豆各 50 克。

调料 盐、香油各 5 克。

做法

❶ 薏米、大米洗净，薏米浸泡 2 小时；温水泡发干香菇，泡香菇的水沉淀滤清备用，把香菇洗净、沥干水分，切成小块；青豆洗净；油豆腐切小块。

❷ 将大米、薏米、香菇块、油豆腐块、香菇水等加入盆中混匀，加香油、盐调味，撒上青豆上笼蒸熟即可。

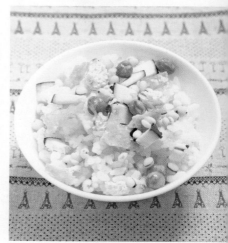

补充 $\omega-3$ 脂肪酸，维护肌肉力量和功能

补充 $\omega-3$ 脂肪酸的 3 个要点

$\omega-3$ 脂肪酸对增强肌肉力量有帮助，它与骨骼肌功能也有很强的相关性。补充 $\omega-3$ 脂肪酸可以延缓肌少症的发生，还可以提高老年人肌力和肌肉蛋白的合成。对于想要增肌的人和肌肉功能减弱的老年人，在控制总脂肪的摄入下，可以通过食用富含 $\omega-3$ 脂肪酸的食物来补充 $\omega-3$ 脂肪酸，维护肌肉力量和功能。此外，在运动的同时补充 $\omega-3$ 脂肪酸，比单纯进行运动更能增加肌肉力量及改善肌肉功能。

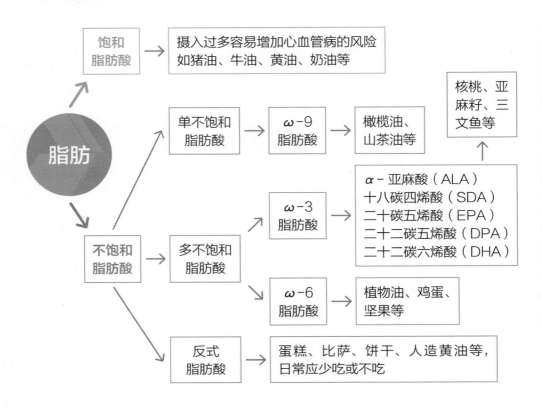

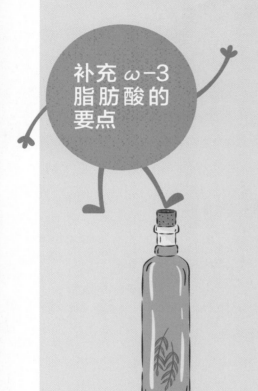

补充 ω-3 脂肪酸的要点

推荐 EPA+DHA 摄入量
0.25~2.0 克 / 天

清蒸鱼虾，美味又增肌

1. 将鲈鱼、武昌鱼、虾、牡蛎等水产品列入每天的饮食中，有条件的可以吃点海鱼，如三文鱼、鲱鱼、凤尾鱼等，可适当多摄入。
2. 烹饪宜选择清炖或清蒸，可保持食材原有的味道，还不用担心油糖量超标。烹饪最好不要用油煎炸。

调整用油，适当增加 ω-3 脂肪酸多的油脂比例

在食用油选择上，可以适当增加 ω-3 脂肪酸多的油脂比例，而植物油既含有饱和脂肪酸又含有不饱和脂肪酸，因此在选用时尽量选用不饱和脂肪酸含量高的，如亚麻籽油、菜籽油、橄榄油、紫苏油等。

吃点坚果，每天一小把

坚果富含不饱和脂肪酸、植物固醇、蛋白质、钾、钙等，不仅有助于减脂增肌，还能帮助降低血液中胆固醇的水平。但坚果、种子油脂含量较高，每天摄入不宜超过 35 克，相当于一手心量的瓜子仁，或者 10 颗腰果的量。

优质 ω-3 脂肪酸食材推荐

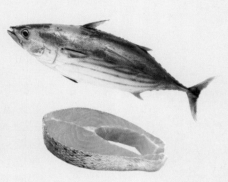

深海鱼类

三文鱼、鳕鱼、金枪鱼等深海鱼类不仅富含优质蛋白，还含有优质 ω-3 脂肪酸，这些营养素有助于抗氧化和修复肌肉组织。

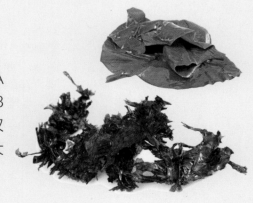

坚果和种子

核桃、杏仁、腰果、亚麻籽等坚果和种子，平时吃些可以补充优质 ω-3 脂肪酸，不仅能帮助肌肉快速恢复，还有助于抗氧化，对抗衰老。

藻类

紫菜、海带等藻类中含有 EPA 和 DHA，这两种形式的 ω-3 脂肪酸正是人体所需的，不仅有助于增肌，还对心血管和大脑健康有益。

核桃仁拌菠菜

材料 菠菜段 200 克，熟核桃仁碎 30 克。

调料 醋、盐、香油各少许。

做法

❶ 菠菜段放入沸水中焯熟，捞出，沥干。

❷ 菠菜段和核桃碎放入盘中，加入盐、香油、醋搅拌均匀即可。

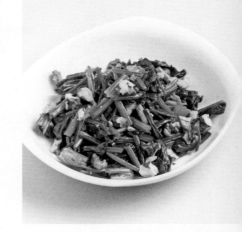

三文鱼冰草沙拉

材料 冰草 150 克，三文鱼 100 克，鸡蛋 1 个，圣女果 50 克，蓝莓 40 克。

调料 油醋汁、黑胡椒粉、橄榄油各适量。

做法

❶ 所有食材洗净；圣女果对半切开；冰草切段；鸡蛋煮熟，去壳，切块。

❷ 三文鱼放黑胡椒粉，腌 20 分钟。

❸ 锅热放橄榄油，煎熟三文鱼，盛出切块。

❹ 将所有食材装盘，淋上油醋汁，拌匀即可。

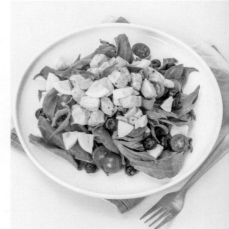

核桃仁蒜薹炒肉丝

材料 蒜薹 200 克，猪瘦肉 100 克，核桃仁 80 克。

调料 盐、姜丝、酱油各适量。

做法

❶ 蒜薹洗净，切小段；猪瘦肉洗净，切丝。

❷ 锅内倒油烧热，炒香姜丝，倒入肉丝滑散。

❸ 再加入蒜薹段、酱油炒至变色，加核桃仁翻炒均匀，加盐调味即可。

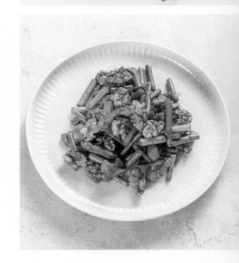

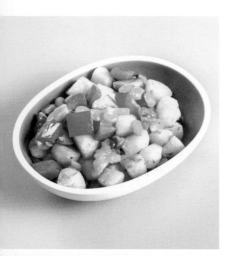

马蹄玉米炒桃仁

材料 马蹄100克，玉米粒80克，核桃仁50克，柿子椒、红彩椒各10克。

调料 葱末、姜末、蒜末各3克，盐1克。

做法

❶ 马蹄去皮，洗净，切小块；玉米粒洗净，焯熟捞出；核桃仁切小块；柿子椒、红彩椒洗净，去蒂及子，切丁。

❷ 锅内倒油烧热，炒香葱末、姜末、蒜末，放入马蹄块翻炒，加入柿子椒丁、红彩椒丁、玉米粒、核桃仁块翻炒至熟，加盐调味即可。

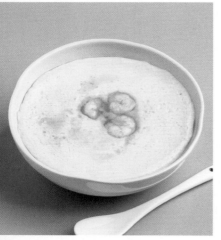

牛奶蒸蛋

材料 牛奶200克，鸡蛋2个，虾仁3个。

调料 香油1克，白糖2克。

做法

❶ 鸡蛋打入碗中，加牛奶、白糖搅匀；虾仁洗净，去虾线。

❷ 鸡蛋液入蒸锅大火蒸约2分钟，此时蛋羹已略成形，将虾仁摆放在上面，转中火蒸5分钟，出锅前淋上香油即可。

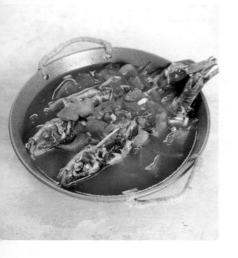

番茄烧黄颡鱼

材料 黄颡鱼200克，番茄100克。

调料 葱段、姜片、蒜片、料酒各适量，番茄酱5克，盐2克。

做法

❶ 黄颡鱼处理干净，加入料酒、盐、姜片腌渍10分钟；番茄洗净，去皮，切小丁。

❷ 锅内倒油烧热，爆香蒜片，下入番茄丁，大火翻炒至番茄丁出浓汁，下入番茄酱，加入适量开水。

❸ 大火煮开后，快速下入黄颡鱼煮熟，加盐调味，撒葱段即可。

三鲜炒虾球

材料 春笋100克，虾仁150克，黄瓜、鲜香菇、水发木耳各50克，面粉适量。

调料 葱花、酱油、蒜末、盐各3克。

做法

① 虾仁洗净，切碎末，加水和面粉和匀，挤成球状；春笋洗净，切块；黄瓜、鲜香菇分别洗净，切小块；水发木耳洗净撕小朵。

② 锅内倒入水，放入虾球大火煮开，转小火煮至虾球浮起捞出。

③ 锅内倒油烧热，放入蒜末爆香，加入笋块、香菇块、木耳、黄瓜块翻炒片刻，再放入虾球、酱油、葱花炒熟即可。

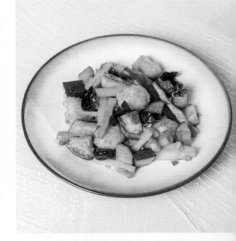

双椒大虾海带丝

材料 鲜虾200克，水发海带100克，柿子椒、红彩椒各60克。

调料 姜片、盐、淀粉、蚝油各适量。

做法

① 鲜虾去壳，挑去虾线，洗净后沥干，用盐、淀粉拌匀；柿子椒、红彩椒洗净，去蒂及子，切丝；水发海带洗净，切丝，放入沸水中煮10分钟，捞出备用。

② 锅中倒油烧热，将鲜虾仁倒入锅内滑熟，捞起滤油。

③ 用锅中余油爆香姜片，加入海带丝、柿子椒丝、红彩椒丝、鲜虾仁、盐、蚝油炒匀即可。

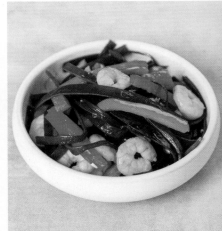

清蒸三文鱼

材料 三文鱼200克。

调料 盐、葱丝、姜丝、香油、柠檬汁各适量。

做法

① 三文鱼洗净，切块，撒少许盐，加柠檬汁抓匀。

② 取盘，放入三文鱼肉块，放上葱丝、姜丝、香油，放入蒸锅大火蒸7分钟即可。

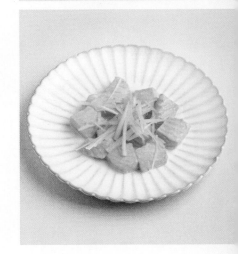

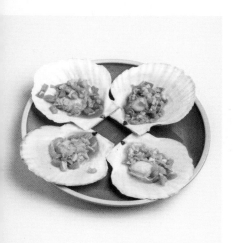

蒜蓉蒸扇贝

材料 带壳扇贝 300 克，柿子椒、蒜末各 30 克。

调料 葱花、姜末各适量，生抽 5 克。

做法

❶ 柿子椒洗净，去蒂及子，切丁；扇贝洗净。

❷ 取小碗，放入蒜末、姜末、生抽拌匀制成料。

❸ 把柿子椒丁放在扇贝上，淋上拌好的料，上笼大火蒸约 5 分钟后取出，撒上葱花即可。

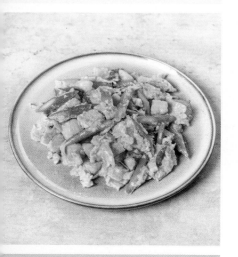

芦笋鱼柳滑蛋

材料 鱼柳 200 克，芦笋 150 克，鸡蛋 2 个。

调料 料酒、盐各适量。

做法

❶ 鱼柳洗净，切小块，加料酒、盐腌渍 10 分钟；芦笋洗净，切段；鸡蛋打散，倒入适量水，加少许油搅匀。

❷ 锅内倒油烧热，放入鱼柳块、芦笋段轻轻翻炒至断生。

❸ 倒入蛋液，待蛋液凝固时再轻轻翻炒均匀即可。

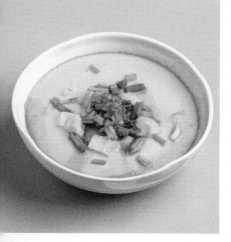

三文鱼蒸蛋

材料 三文鱼 100 克，鸡蛋 2 个。

调料 酱油 5 克，葱末、香菜末各少许。

做法

❶ 鸡蛋磕入碗中，加入 50 克清水打散；三文鱼洗净，切粒，倒入蛋液中，搅匀。

❷ 将蛋液放入蒸锅隔水蒸熟，取出，撒上葱末、香菜末，淋入酱油即可。

第二章

简单质优的
三餐增肌饮食方案

一日三餐参考膳食宝塔来吃，留住肌肉

平衡膳食，抗衰增肌的饮食核心

日常饮食中，均衡摄入谷薯类、蔬果类、畜禽鱼蛋奶类、大豆坚果类等多种食物，就能摄入均衡的营养素。营养素摄入越均衡，身体的营养状况越好，利用营养素合成肌肉的能力就越强。

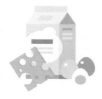

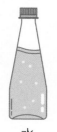

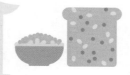

盐<5克
油 25~30 克

奶及奶制品 300~500 克
大豆及坚果类 25~35 克

动物性食物 120~200 克
每周至少 2 次水产品
每天 1 个鸡蛋

蔬菜类 300~500 克
水果类 200~350 克

谷类 200~300 克
全谷物和杂豆 50~150 克
薯类 50~100 克

水
1500~1700 毫升

中国居民平衡膳食宝塔（2022）

十个"一点儿"饮食细则

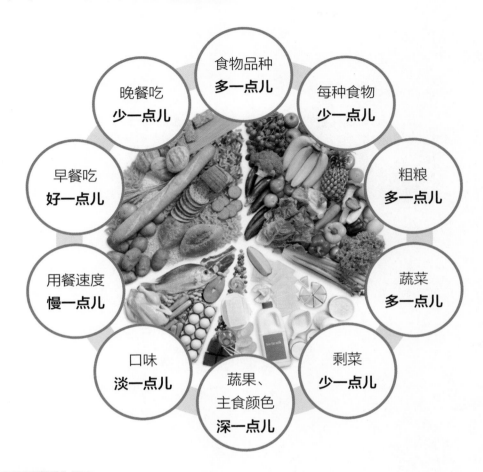

食物品种
多一点儿

晚餐吃
少一点儿

每种食物
少一点儿

早餐吃
好一点儿

粗粮
多一点儿

用餐速度
慢一点儿

蔬菜
多一点儿

口味
淡一点儿

蔬果、
主食颜色
深一点儿

剩菜
少一点儿

Tips

老年人应适当加餐

- 老年人正餐的摄入量有限，可考虑适当加餐。

- 食欲和咀嚼功能尚可的老年人可选择3次正餐和0~1次加餐；食欲较差、进食量下降、存在咀嚼功能障碍的老年人，可选择3次正餐和2~3次加餐。

- 老年人如果出现食欲减退及进食量下降明显时，可在医生或营养师的指导下选择特殊医学用途配方食品或营养补充剂。

一日三餐搭配攻略

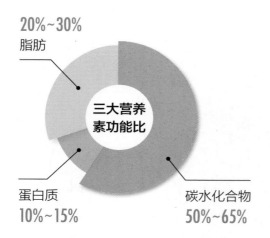

三大营养素功能比

20%~30%
脂肪

蛋白质
10%~15%

碳水化合物
50%~65%

一日三餐能量分配

晚餐 30%

早餐 30%

午餐 40%

注：一般饮食的三大营养素分配数据参考《中国居民膳食指南（2022）》。

注：食物品种分配：早餐4~5品种、午餐5~6品种、晚餐4~5品种，每天达12种，每周达25种。

化繁为简的配餐攻略

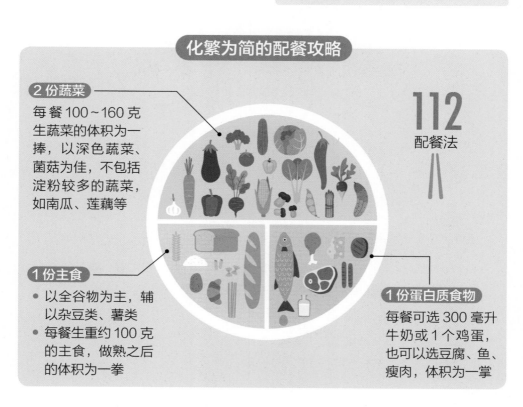

2 份蔬菜

每餐100~160克生蔬菜的体积为一捧，以深色蔬菜、菌菇为佳，不包括淀粉较多的蔬菜，如南瓜、莲藕等

112 配餐法

1 份主食

• 以全谷物为主，辅以杂豆类、薯类
• 每餐生重约100克的主食，做熟之后的体积为一拳

1 份蛋白质食物

每餐可选300毫升牛奶或1个鸡蛋，也可以选豆腐、鱼、瘦肉，体积为一掌

一日增肌抗衰餐单 · 女性篇（1500 千卡）

假设一名 45 岁女性，身高 155 厘米，体重 52 千克，那她的标准体重为 155-105=50 千克。按正常体重、轻体力劳动每天需要 30 千卡 / 千克体重来计，所需能量约为 1500 千卡，蛋白质 70 克（按每千克体重摄入 1.2~1.5 克蛋白质来计算，取 70 克方便计算）。详细食谱见下表。

一日参考食谱（能量 1500 千卡，蛋白质 70 克）

餐别	食物名称	食物材料	量
早餐	牛奶燕麦粥	燕麦片	25 克
		牛奶	300 克
	糕点	面粉	50 克
	水煮蛋	鸡蛋	50 克
午餐	杂粮米饭	大米	50 克
		糙米	10 克
	蘑菇炒肉	蘑菇	100 克
		鸡胸肉	60 克
	豆腐海带汤	豆腐	75 克
		海带	150 克
	午餐用油	菜籽油	12 克
晚餐	杂粮米饭	大米	50 克
		藜麦	10 克
	黄瓜烩虾仁	黄瓜	100 克
		虾仁	60 克
	炒时蔬	空心菜	150 克
	晚餐用油	菜籽油	12 克
加餐	水果	苹果	200 克
全天	全天用盐	食盐	5 克

注：食谱中所列食物均指食物生重；日常应用中应同类互换：以粮换粮，以菜换菜，以肉换肉。

一日增肌抗衰餐单 · 男性篇（1800 千卡）

假设一名 55 岁的男性，身高 165 厘米，体重 57 千克，那他的标准体重为 165-105=60 千克，按正常体重、轻体力劳动每天需要 30 千卡/千克体重来计，所需能量约为 1800 千卡，蛋白质 80 克（按每千克体重摄入 1.2~1.5 克蛋白质来计算，取 80 克方便计算）。详细食谱见下表。

一日参考食谱（能量 1800 千卡，蛋白质 80 克）

餐别	食物名称	食物材料	量
早餐	荞麦馒头	小麦粉	75 克
		荞麦粉	25 克
	蒸鸡蛋	鸡蛋	50 克
	牛奶	牛奶	300 克
午餐	杂粮米饭	大米	60 克
		玉米渣	15 克
	清蒸鱼	鳜鱼	75 克
	番茄烩豆腐	番茄	250 克
		豆腐	75 克
	午餐用油	菜籽油	15 克
晚餐	杂粮米饭	大米	60 克
		小米	15 克
	茄子焖肉	茄子	100 克
		猪肉（瘦）	75 克
	炒时蔬	空心菜	150 克
	晚餐用油	菜籽油	15 克
加餐	水果	桃	200 克
全天	全天用盐	盐	5 克

注：食谱中所列食物均指食物生重；日常应用中应同类互换：以粮换粮，以菜换菜，以肉换肉。

"皇帝"的早餐

搭配原则：高碳水 + 中量蛋白质 + 适量不饱和脂肪酸

早餐 7:00~8:00（自由搭配）

| 碳　水 | 面包、馒头、红薯、玉米、燕麦 |

| 蛋白质 | 牛奶或豆浆 +2 个鸡蛋 |

| 脂　肪 | 2 个核桃 |

| 维生素与矿物质 | 生菜、圣女果、猕猴桃、草莓 |

加餐 9:30~10:30

| 蛋白质 | 面包、燕麦 |

| 维生素与矿物质 | 香蕉、蓝莓 |

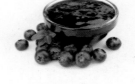

Tips

轻松做早餐　厨房小能手

- 提前准备。面食类、腌制类等可以提前一晚准备妥当，比如包子、饺子、馄饨类，包好、冷冻保存，早晨可直接下锅。葱油、肉酱、拌饭酱等，熬好后装密封瓶，冷藏可以保存 1~2 周，早起煮点面条，加葱油或酱料拌匀即可。需要加工的蔬果，可先洗好切好，放进保鲜盒，方便早晨烹饪。

- 合理计划。提前一天想好第二天早上要吃什么，把能准备的准备了，并且规划一个顺序。可以同时处理几种食材，在处理加工一种食材时，可利用空当时间加工另一种或几种食材。

- 健康半成品。现在市面上有很多高纤五谷粉、燕麦片、坚果干、自制酸奶等，还有吐司、鲜奶等，平时家里备点原味燕麦片、春饼皮、火腿、奶酪丝等常用的早餐材料，这些都是快速料理早餐的好食材，再准备一些水果。

- 善用小家电。如电压力锅、电饭锅、豆浆机、微波炉、烤箱等的预约功能用起来，帮助完成多种工作。

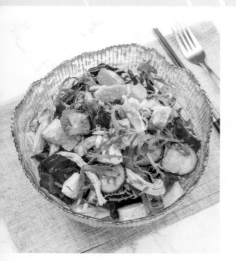

时蔬鸡肉沙拉

材料 鸡胸肉 100 克,鸡蛋 1 个,苦菊段、黄瓜片、紫甘蓝片各 50 克。

调料 料酒、油醋汁、盐各适量。

做法

❶ 鸡胸肉洗净,用盐和料酒腌 10 分钟;鸡蛋煮熟,去壳,切块。

❷ 锅热放油,将鸡胸肉煎至两面熟透,凉凉,撕成条状。

❸ 将所有蔬菜与鸡胸肉条、鸡蛋块放入盛器中,淋上油醋汁,拌匀即可。

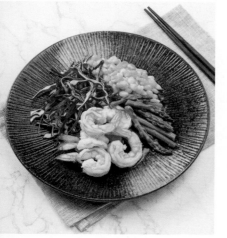

芦笋玉米大虾沙拉

材料 大虾 100 克,紫甘蓝、芦笋、鲜玉米粒各 50 克。

调料 油醋汁适量,盐少许。

做法

❶ 紫甘蓝洗净,切丝;芦笋洗净,切段;玉米粒洗净,煮熟;大虾去壳及虾线,洗净。

❷ 锅中放水烧开,加少许盐,分别煮熟芦笋段、玉米粒和大虾,捞出沥干。

❸ 将所有食材装盘,淋上适量油醋汁,拌匀即可。

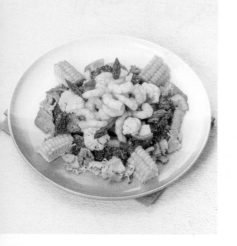

清蒸虾仁拌培根

材料 净虾仁 100 克,熟培根块 60 克,芦笋段、菜花块、西蓝花块、玉米段、番茄块各 50 克,香菇块 30 克。

调料 盐少许。

做法

❶ 将菜花块、西蓝花块、玉米段、番茄块、香菇块、芦笋段、净虾仁放入大碗中,撒上少许盐。

❷ 放入蒸笼中以大火蒸约 5 分钟,出锅,拌入熟培根块即可。

鸡胸肉生菜水煮蛋

材料 鸡胸肉 100 克，鸡蛋 1 个，生菜、西蓝花块、圣女果块各 50 克，玉米粒、牛油果片各 30 克。

调料 柠檬汁、油醋汁各适量。

做法

❶ 鸡胸肉洗净，用刀背轻拍，划几道，加点柠檬汁腌渍 20 分钟。

❷ 锅内倒适量清水煮开，放西蓝花块、玉米粒煮熟，盛出；放鸡胸肉煮熟，捞出，过凉，撕成丝；再放鸡蛋煮熟捞出，去壳，切块。

❸ 盘中放上生菜、圣女果块、牛油果片、西蓝花块、玉米粒，再放上鸡蛋块、鸡胸肉丝，淋上油醋汁即可。

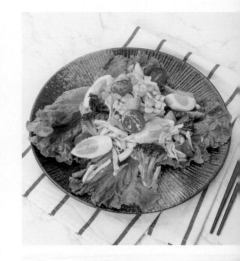

金枪鱼三明治

材料 金枪鱼罐头、生菜各 100 克，鸡蛋 1 个，吐司 2 片（50 克），洋葱、番茄各 50 克，熟鹰嘴豆 10 克。

做法

❶ 生菜洗净；番茄洗净，切片；鸡蛋煮熟，去壳，切片；洋葱去皮，洗净，切条。

❷ 吐司上放生菜，从罐头里取出适量金枪鱼块，铺在生菜上，再依次铺生菜、洋葱条、鸡蛋片、番茄片和熟鹰嘴豆即可。

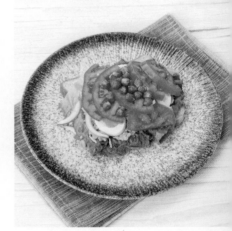

口蘑水波蛋三明治

材料 口蘑片 80 克，鸡蛋 1 个，净芝麻菜 50 克，厚切吐司 1 片（25 克）。

调料 百里香叶、黑胡椒碎、黄油、醋、盐、橄榄油各少许。

做法

❶ 小碗中倒一点儿醋，再打入鸡蛋，放入沸水锅中煮 2 分钟，捞出，即为水波蛋。

❷ 锅热放黄油烧化，倒入口蘑片翻炒，加盐调味，盛出。

❸ 不粘锅干锅烘烤吐司至上色，装盘，摆上芝麻菜、口蘑片、水波蛋，最上层撒黑胡椒碎、百里香叶、盐，淋点橄榄油即可。

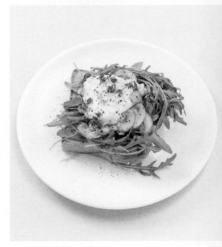

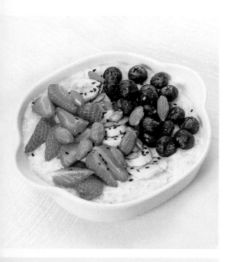

水果坚果牛奶燕麦粥

材料 牛奶240克，草莓块、香蕉片各50克，原味燕麦片40克，蓝莓30克，巴旦木果仁10克，熟黑芝麻、熟南瓜子仁各少许。

做法

❶ 牛奶加热至边缘冒小泡（不需要煮沸），倒入原味燕麦片，转小火将燕麦片煮熟且较浓稠的状态时关火，利用余温继续闷10分钟，让燕麦片更加软烂。

❷ 将煮好的牛奶燕麦粥盛入碗中，摆上蓝莓、香蕉片、草莓块，撒上巴旦木果仁、熟黑芝麻、熟南瓜子仁即可。

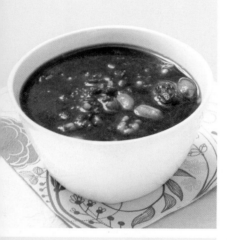

八宝黑米粥

材料 黑米、薏米各30克，芡实、莲子、花生仁、核桃仁、干百合各10克，红枣6枚。

调料 冰糖5克。

做法

❶ 核桃仁洗净，压碎；红枣洗净，去核；芡实、花生仁洗净后用水浸泡2小时；干百合洗净，泡软；黑米、莲子、薏米用水浸泡4小时。

❷ 锅内加适量清水烧开，放入所有食材，大火煮开后转小火。

❸ 煮约1小时，放入冰糖煮5分钟即可。

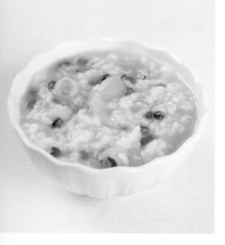

绿豆百合莲子粥

材料 绿豆50克，大米30克，干百合15克，莲子25克。

调料 冰糖适量。

做法

❶ 大米洗净，用水浸泡30分钟；干百合洗净，泡软；绿豆、莲子洗净后用水浸泡4小时。

❷ 锅内加适量清水烧开，加入大米、莲子、绿豆煮开后转小火，煮50分钟后，加入百合、冰糖煮5分钟，至冰糖化开即可。

蔬菜鸡丁藜麦粥

材料 胡萝卜丁、油菜碎、山药丁各50克，鸡丁40克，大米、藜麦、鲜玉米粒各20克。

调料 盐适量。

做法

❶ 藜麦、大米洗净，浸泡2小时。

❷ 锅中放入藜麦、大米、鲜玉米粒和适量水，大火烧开后转小火，煮20分钟，放入胡萝卜丁、山药丁、鸡丁煮10分钟，放入油菜碎，煮至断生，调入盐即可。

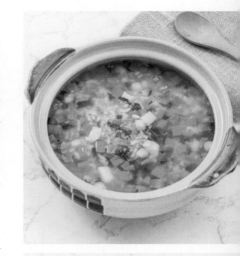

鸡腿圆白菜荞麦面

材料 圆白菜150克，鸡腿125克，荞麦面50克。

调料 香油、盐各适量，葱段、姜片、蚝油、生抽各少许。

做法

❶ 鸡腿洗净，切块，加盐、生抽腌渍2小时；圆白菜洗净，撕成小片，焯水后捞出。

❷ 锅内倒香油烧热，炒香葱段、姜片，加鸡腿块翻炒，加适量清水炖熟，加蚝油调味，起锅。

❸ 锅内倒入清水烧开，放入荞麦面煮熟，捞出，加鸡腿、圆白菜片即可。

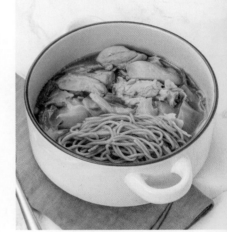

虾仁时蔬通心粉

材料 虾仁、洋葱丝各100克，通心粉50克，火腿丁40克，红彩椒丝、黄彩椒丝各25克，水发干贝10克。

调料 橄榄油、番茄酱、薄荷叶各少许。

做法

❶ 锅中放适量清水烧开，放入通心粉煮10~15分钟，捞出过凉，沥干后倒适量橄榄油拌匀。

❷ 另起锅烧热，放橄榄油，放入虾仁和洋葱丝炒匀，放入干贝和火腿丁，加番茄酱炒匀，放入通心粉和红彩椒丝、黄彩椒丝，摆上薄荷叶即可。

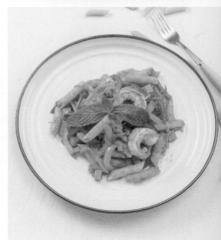

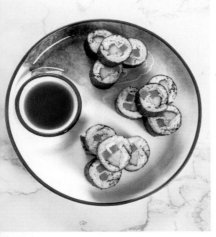

紫菜包饭

材料 米饭 200 克，紫菜 10 克，黄瓜条、熟胡萝卜条各 50 克，鸡蛋 1 个，熟黑芝麻适量。

调料 盐、香油各 1 克，醋 6 克，白糖少许。

做法

❶ 米饭加盐、熟黑芝麻和香油搅拌均匀；鸡蛋打散，煎成蛋皮，切长条。

❷ 将醋、白糖、盐放锅里加水煮开，凉凉，即为寿司醋。

❸ 取一张紫菜铺好，放上米饭，用手铺平，放上蛋皮条、黄瓜条、熟胡萝卜条卷紧，切成 1.5 厘米长的段，食用时蘸寿司醋即可。

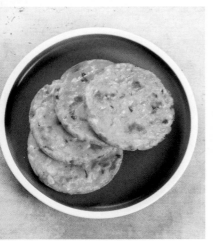

黄鱼小饼

材料 黄鱼肉 100 克，牛奶 30 克，洋葱 40 克，鸡蛋 1 个。

调料 淀粉、盐各适量。

做法

❶ 黄鱼肉洗净，剁成泥；洋葱洗净，切碎；鸡蛋打散；将黄鱼肉泥、洋葱碎、鸡蛋液搅拌均匀，加牛奶、盐、淀粉搅匀成鱼糊。

❷ 平底锅倒油烧热，放入鱼糊煎至两面金黄即可。

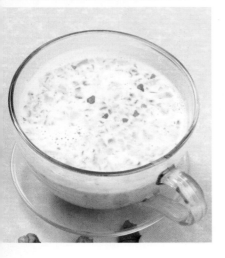

核桃花生牛奶

材料 核桃仁、花生仁各 30 克，牛奶 200 克。

调料 白糖 2 克。

做法

❶ 核桃仁、花生仁放锅中炒熟，碾碎。

❷ 锅置火上，倒入牛奶大火煮沸，下入核桃碎、花生碎稍煮 1 分钟，放白糖煮化即可。

"大臣" 的午餐

搭配原则：中量碳水 + 高蛋白质 + 适量脂肪

午餐 12:00~13:00（自由搭配）　　　加餐 15:30~16:30

碳 水	面条、米饭、饺子、馅饼、粥

蛋白质　酸奶、豆腐干

蛋白质	鱼肉、牛肉、大虾、鸡肉、豆腐、海鲜（可清蒸、煲炖）

维生素与矿物质
苹果、香蕉

脂 肪	适量植物油、坚果

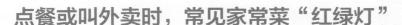

维生素与矿物质	黄瓜、西蓝花、菠菜等各种绿色蔬菜

点餐或叫外卖时，常见家常菜"红绿灯"

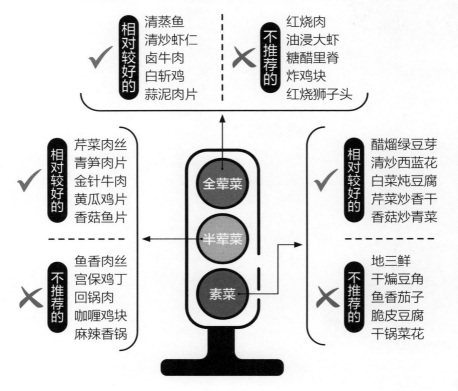

相对较好的 ✔
清蒸鱼
清炒虾仁
卤牛肉
白斩鸡
蒜泥肉片

不推荐的 ✘
红烧肉
油浸大虾
糖醋里脊
炸鸡块
红烧狮子头

全荤菜

相对较好的 ✔
芹菜肉丝
青笋肉片
金针牛肉
黄瓜鸡片
香菇鱼片

半荤菜

相对较好的 ✔
醋熘绿豆芽
清炒西蓝花
白菜炖豆腐
芹菜炒香干
香菇炒青菜

不推荐的 ✘
鱼香肉丝
宫保鸡丁
回锅肉
咖喱鸡块
麻辣香锅

素菜

不推荐的 ✘
地三鲜
干煸豆角
鱼香茄子
脆皮豆腐
干锅菜花

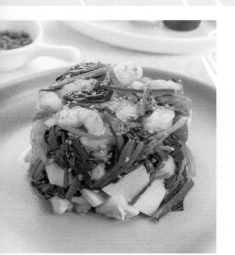

菠菜芋头拌虾仁

材料 菠菜150克,虾仁、芋头块各100克,熟白芝麻少许。

调料 香油、胡椒粉、盐各少许。

做法

❶ 虾仁洗净,去虾线,煮熟,切丁;菠菜和芋头块放入加有香油的沸水锅中,菠菜焯1分钟,过凉、切段,芋头块煮熟、捞出。

❷ 将菠菜段放入碗中,加入芋头块、虾仁丁和熟白芝麻拌匀,撒盐、胡椒粉调味,装盘造型即可。

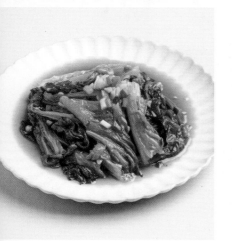

蚝油生菜

材料 生菜300克。

调料 蚝油6克,葱末、姜末、蒜末、生抽各3克。

做法

❶ 生菜洗净,撕成大片,焯熟,控水,盛盘。

❷ 油锅烧热,爆香葱末、蒜末、姜末,放生抽、蚝油和水烧开,浇盘中即可。

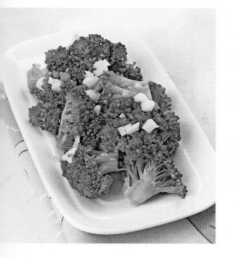

蒜蓉西蓝花

材料 西蓝花300克,蒜蓉20克。

调料 盐、白糖各5克,水淀粉适量,香油少许。

做法

❶ 西蓝花洗净,去柄,掰成小朵,放入沸水中焯烫一下捞出。

❸ 锅内倒油烧至六成热,爆香蒜蓉,倒入西蓝花,加盐、白糖翻炒至熟,用水淀粉勾芡,淋香油调味即可。

海带炖豆腐

材料 豆腐 200 克，泡发海带 300 克。

调料 葱花、姜末、盐各适量。

做法

❶ 海带洗净，切成片；豆腐切大块，焯水，捞出沥干，切小方块。

❷ 油锅烧热，煸香姜末、葱花，放入豆腐块、海带片，加入适量清水大火煮沸，改用小火炖，加盐调味即可。

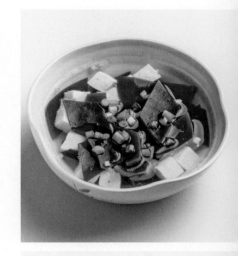

韭菜鸡蛋炒鸭血

材料 韭菜段、鸭血各200 克，鸡蛋 2 个，红彩椒丝 30 克。

调料 盐 2 克，料酒 5 克，姜片、蒜片各适量。

做法

❶ 鸡蛋打散，搅匀成蛋液，炒成鸡蛋碎。

❷ 鸭血洗净，切厚片，放入加了料酒、姜片、蒜片的开水中煮熟，捞出。

❸ 锅内倒油烧热，加入韭菜段翻炒，倒入鸭血片、彩椒丝、鸡蛋碎稍炒，加盐调味即可。

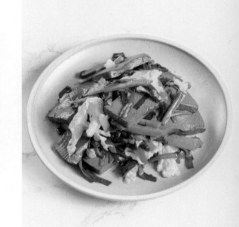

冬瓜玉米茼蒿焖排骨

材料 猪排骨、冬瓜块各100 克，玉米段、茼蒿段各 80 克。

调料 生抽、香葱段、蒜片、姜片、盐各适量。

做法

❶ 猪排骨洗净，切块，焯去血水。

❷ 锅热放油，爆香蒜片、姜片，倒入排骨块翻炒，再加入冬瓜块、玉米段及适量热水烧开，加盖焖煮 60 分钟。

❸ 打开盖，放入茼蒿段，加盐、生抽搅匀，再煮3 分钟，盛出，撒香葱段即可。

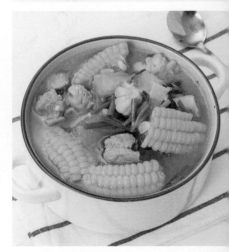

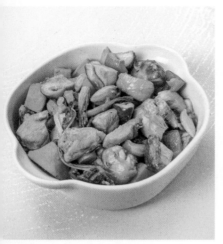

栗子香菇焖鸡腿

材料 鸡腿肉块100克，鲜香菇块80克，柿子椒块、栗子肉、红薯块、芥蓝各50克。

调料 料酒、酱油、盐、蒜片、姜丝各适量。

做法

① 锅热放油，爆香姜丝和蒜片，倒入鸡腿肉块，加料酒和酱油翻炒5分钟至鸡腿肉变色，加入栗子肉、红薯块、香菇块，再加盐继续翻炒，加少许清水，盖上锅盖大火焖30分钟。

② 放入柿子椒块和芥蓝段，炒至收汁即可。

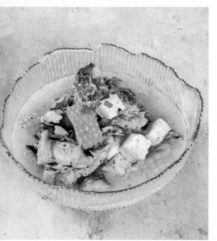

鱼块豆腐玉米煲

材料 净罗非鱼、玉米段各100克，豆腐块250克。

调料 姜片、葱花各适量，盐2克。

做法

① 罗非鱼洗净，切块，擦干，煎至两面微黄，盛出备用。

② 砂锅置火上，放入玉米段、鱼块、姜片，加水没过鱼块，大火烧开后放入豆腐块，改小火炖至汤汁呈奶白色，加盐调味，出锅撒上葱花即可。

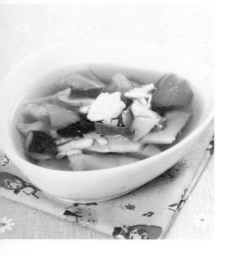

三鲜滚丝瓜汤

材料 生鱼片300克，丝瓜200克，草菇150克，竹笋100克。

调料 葱段、姜片、盐、生抽、料酒各适量。

做法

① 草菇去蒂，洗净，焯水；竹笋洗净，切薄片，焯水；丝瓜洗净，去皮，斜切成块；生鱼片切薄片。

② 锅中倒油烧热，放入姜片翻炒，放入竹笋片、草菇片和丝瓜块，调入生抽、料酒翻炒，倒入清水，大火煮沸后转中火煮10分钟，加入生鱼片，煮熟，调入盐、撒入葱段即可。

茶树菇土鸡瓦罐汤

材料 净土鸡1只，茶树菇100克。

调料 姜片、葱段各5克，盐、料酒各适量。

做法

❶ 土鸡洗净，剁块；茶树菇洗净，切段。

❷ 将土鸡块入沸水中焯去血水，捞出洗净。

❸ 取瓦罐，将鸡块、茶树菇段、葱段、姜片放入，加适量纯净水和料酒，盖上盖，放入大瓦缸中煨5小时，出锅前调入盐即可。

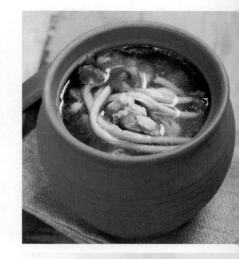

五彩海鲜粥

材料 牡蛎肉、虾仁各50克，胡萝卜丁、豌豆、鲜香菇丁各20克，大米30克。

调料 葱花2克，葱段5克，盐1克，胡椒粉适量。

做法

❶ 虾仁洗净，去虾线；牡蛎肉洗净，切小块；豌豆洗净；大米洗净。

❷ 锅内倒油烧热，爆香葱段，加适量清水和大米，大火煮熟，加入胡萝卜丁、豌豆、香菇丁、牡蛎块、虾仁，继续焖煮10分钟，加盐、胡椒粉调味，撒上葱花即可。

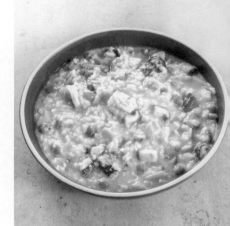

南瓜薏米饭

材料 南瓜300克，薏米150克，大米100克。

做法

❶ 南瓜洗净，切开，去皮和子，切小丁；薏米洗净，浸泡4小时；大米洗净。

❷ 将大米、薏米、南瓜丁和适量开水放入电饭锅中，按下"煮饭"键，蒸至电饭锅提示米饭蒸好即可。

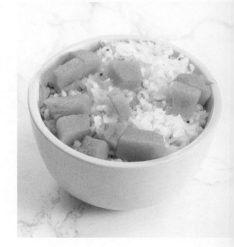

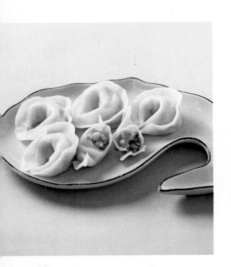

鲅鱼饺子

材料 鲅鱼肉 200 克，芦笋、胡萝卜各 100 克，饺子皮 120 克。

调料 盐、香油、十三香各适量。

做法

① 鲅鱼肉洗净，切碎；芦笋和胡萝卜分别洗净，去皮，切丁。

② 将鲅鱼肉碎、胡萝卜丁、芦笋丁搅匀，加盐、十三香、香油拌匀，制成馅料。

③ 将馅料放在饺子皮上，包成饺子生坯。

④ 锅中加水烧开，下饺子生坯煮开，添 3 次水至完全熟透，捞出即可。

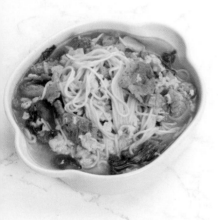

芹菜鸡蛋瘦肉面

材料 生菜片 100 克，猪瘦肉片、番茄块各 80 克，鸡蛋 1 个，挂面、芹菜碎各 50 克，香菇块 40 克。

调料 酱油、胡椒粉、盐各少许。

做法

① 锅热放油，炒香猪瘦肉片，放入番茄块、香菇块，加入适量水煮沸，下入挂面煮熟，倒入打散的鸡蛋。

② 把生菜片、芹菜碎加入锅中，加盐、酱油、胡椒粉，搅拌均匀，装碗即可。

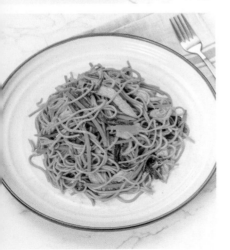

鸡胸肉豆芽拌荞麦面

材料 鸡胸肉条 100 克，荞麦面、黄豆芽、胡萝卜丝、莜麦菜段各 50 克。

调料 蒜片、姜丝、淀粉、生抽、蚝油、盐各少许。

做法

① 鸡胸肉条中加入生抽、淀粉、姜丝、蒜片搅拌均匀，腌渍 20 分钟。

② 锅中水煮沸，加入荞麦面煮熟，捞出后装盘。

③ 另起锅，放油烧热，放入腌渍好的鸡胸肉条翻炒至变色，加入黄豆芽、胡萝卜丝、莜麦菜段翻炒，再加入盐、蚝油翻炒至熟，倒在荞麦面上，拌匀即可。

胡萝卜牛肉馅饼

材料 面粉 300 克，胡萝卜 150 克，牛瘦肉 50 克，洋葱 30 克。

调料 盐、葱花、生抽、十三香、香油各适量。

做法

❶ 牛瘦肉洗净，切丁；胡萝卜、洋葱洗净，切末。

❷ 将牛肉丁、胡萝卜末、洋葱末放碗中，加盐、生抽、十三香、香油、葱花和适量清水搅拌均匀，即为馅料。

❸ 面粉加盐、适量温水和成面团，分成剂子，擀薄，包入馅料，压平，即为馅饼生坯。

❹ 电饼铛底部刷一层油，放入馅饼生坯，盖上盖，煎至两面金黄即可。

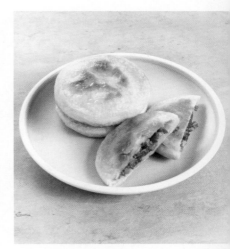

时蔬黑椒牛肉卷

材料 牛肉丝、洋葱丝各 100 克，黄瓜片 80 克，番茄片 50 克，鸡蛋 1 个，春饼皮 2 张。

调料 迷迭香、黑胡椒粉、生抽、淀粉、盐各少许。

做法

❶ 鸡蛋打散，煎成蛋皮，切丝。

❷ 牛肉丝用黑胡椒粉、生抽、盐、淀粉腌渍入味，煎熟，改小火，加入洋葱丝、黄瓜片和番茄片炒软。

❸ 春饼皮烙熟后，放入准备好的食材，卷好，切段，点缀迷迭香即可。

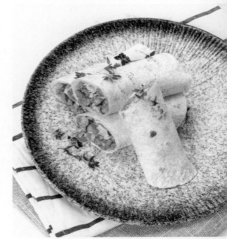

紫菜鸡蛋饼

材料 鸡蛋黄 2 个，紫菜 3 克，面粉 100 克。

调料 盐少许。

做法

❶ 紫菜洗净，撕碎，用清水略泡软；蛋黄在碗中打匀，加入面粉、紫菜碎、盐搅拌成糊。

❷ 油锅烧热，舀一大勺面糊倒入锅中，摊均匀，两面煎熟，出锅切块即可。

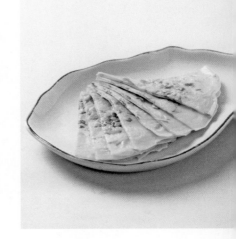

"平民"的晚餐

晚餐：较少碳水 + 高蛋白质 + 适量脂肪

晚餐 18:00~19:00（自由搭配）

碳　水	粥、面条、米饭、花卷、馒头
蛋白质	鱼肉、牛肉、大虾、鸡肉、鸡蛋
脂　肪	适量植物油、坚果
维生素与矿物质	黄瓜、西蓝花、圣女果、蓝莓、猕猴桃

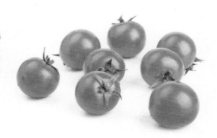

加餐 20:30~21:30

碳　水	面包、原味燕麦片
蛋白质	牛奶、鸡蛋
维生素与矿物质	圣女果、黄瓜、蓝莓

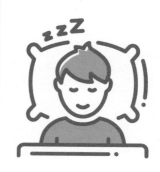

Tips

增肌晚餐健康要点

- 晚餐能量应少，以七分饱为宜。

- 容易消化。如果吃完晚饭是 19 点半或者 20 点左右，那么建议 22 点入眠，也就是餐后 2 小时再入眠，以保证睡眠质量。另外，如果吃的食物不易消化，也会影响睡眠。

豌豆胡萝卜炒肉末

材料 豌豆、胡萝卜丁、猪瘦肉末各100克，玉米粒50克，火腿肠丁30克。

调料 生抽、盐各适量。

做法

❶ 猪瘦肉末加生抽拌匀，腌渍10分钟。

❷ 锅热放油，放入肉末翻炒至熟，倒入豌豆翻炒2分钟，继续放入玉米粒、胡萝卜丁、火腿肠丁翻炒至熟，加盐调味，盛出即可。

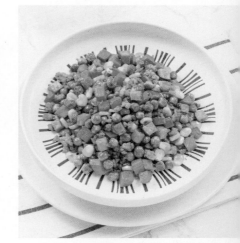

白萝卜炖牛腩

材料 白萝卜块150克，牛腩块100克，芥蓝段80克。

调料 大料、酱油、盐、姜片、料酒各适量。

做法

❶ 牛腩块焯水，撇沫捞出。

❷ 锅热放油，放入牛腩块翻炒，再加大料、酱油、料酒、姜片和适量开水，大火烧沸后转小火炖2小时。

❸ 加入白萝卜块，继续炖熟，放芥蓝段再煮3分钟，调入盐拌匀即可。

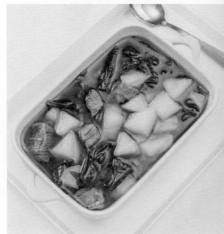

蛤蜊蒸蛋羹

材料 蛤蜊肉150克，虾仁、鲜香菇各50克，鸡蛋2个。

调料 盐适量。

做法

❶ 鲜香菇洗净，焯熟，切碎；虾仁、蛤蜊肉洗净，切碎；鸡蛋磕开，搅匀成蛋液。

❷ 鸡蛋液中加入蛤蜊肉碎、虾仁碎、香菇碎，搅拌均匀，蒙上保鲜膜，用牙签扎几个透气孔。

❸ 蒸锅中加水，水开后将鸡蛋液入蒸锅，隔水蒸15分钟即可。

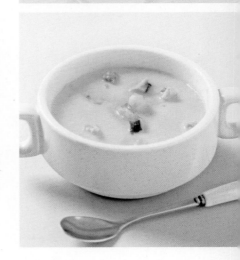

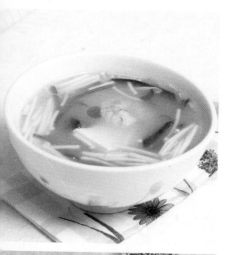

金针菠菜豆腐煲

材料 豆腐块 250 克，金针菇、菠菜各 50 克，鲜虾 30 克。

调料 盐 3 克，香油适量，浓汤宝 1 小块。

做法

❶ 鲜虾取仁、去虾线，洗净；金针菇、菠菜择洗干净，菠菜焯水。

❷ 锅中倒入清水，大火烧开，加入浓汤宝，放入豆腐块、金针菇，转中火煮 10 分钟。

❸ 放入鲜虾仁、菠菜煮熟关火，加入盐搅拌均匀，淋入香油即可。

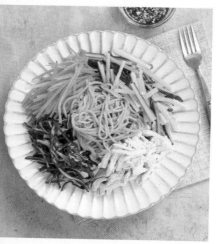

时蔬鸡丝拌面

材料 鸡胸肉 100 克，黄瓜丝、胡萝卜丝、粗粮面、紫甘蓝丝各 60 克。

调料 油醋汁、盐、姜片、蒜末、料酒各适量。

做法

❶ 鸡胸肉洗净，放入加了料酒和姜片的沸水中焯熟，过凉，撕成丝。

❷ 锅中水烧开，放少许盐和油，下粗粮面煮熟，捞出，过凉，装盘，加鸡丝、胡萝卜丝、黄瓜丝、紫甘蓝丝。

❸ 将油醋汁和蒜末搅拌均匀，淋在盛有粗粮面的盘中即可。

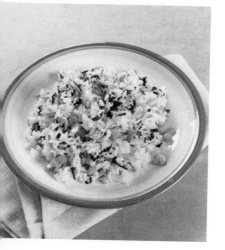

三文鱼海苔饭

材料 三文鱼丁 125 克，胡萝卜丁 60 克，米饭 50 克，海苔碎 10 克。

调料 葱末、盐各适量。

做法

❶ 平底锅热放油，放入三文鱼丁，煎熟，盛出备用。

❷ 锅留余油，放胡萝卜丁炒熟，加入米饭、三文鱼丁和少许盐，翻炒均匀，撒上葱末、海苔碎，搅拌均匀即可。

胡萝卜娃娃菜鸡蛋面

材料 鸡蛋1个，娃娃菜条、胡萝卜片、油菜段、荞麦面各50克，紫菜5克。

调料 姜末、葱末、盐各适量。

做法

❶ 鸡蛋煮熟，去壳，切开。

❷ 锅热放油，爆香葱末和姜末，放胡萝卜片翻炒，加水煮开，下荞麦面至熟，加油菜段、娃娃菜条煮至断生，放紫菜，撒入盐调味，盛出，摆入鸡蛋即可。

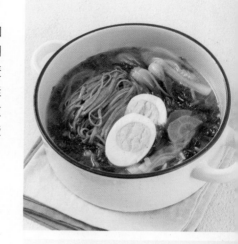

番茄牛腩手擀面

材料 番茄150克，牛腩80克，手擀面、油菜段各50克。

调料 料酒、酱油、盐、葱末、姜末各适量。

做法

❶ 牛腩块焯水，撇沫捞出；番茄去皮，一半切碎，另一半切块。

❷ 锅内倒油烧至六成热，爆香葱末、姜末，放入番茄碎翻炒并熬成酱。

❸ 加牛腩块、酱油、料酒、盐翻匀，倒入砂锅中，加水炖至熟烂，放番茄块和手擀面煮熟，再放油菜段略煮即可。

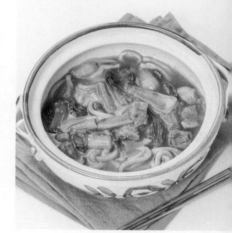

藜麦蔬菜粥

材料 大米70克，藜麦、胡萝卜、油菜、玉米粒、山药各50克。

做法

❶ 大米、藜麦分别洗净；胡萝卜洗净，切丁；油菜洗净，切碎；玉米粒洗净；山药去皮，洗净，切丁。

❷ 锅内倒入适量清水烧开，放入藜麦、大米大火煮开，再放入胡萝卜丁、玉米粒、山药丁、油菜碎煮熟即可。

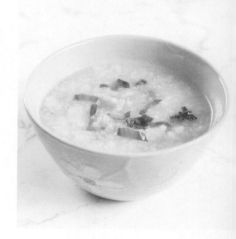

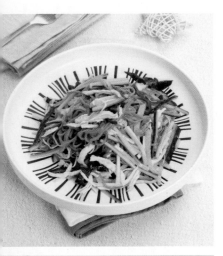

黄瓜鸡丝拌菠菜面

材料 鸡胸肉、黄瓜丝各80克，菠菜面、木耳丝各50克。

调料 油醋汁、盐各适量。

做法

❶ 鸡胸肉洗净，焯熟，撕成丝。

❷ 锅内加水烧开，放入菠菜面煮熟，捞出，凉凉。

❸ 盘中放入菠菜面，加入黄瓜丝、木耳丝和鸡丝，加入油醋汁、盐，拌匀即可。

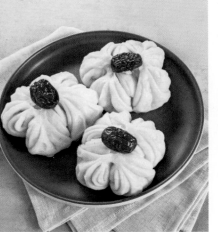

红枣花卷

材料 面粉200克，红枣3枚，酵母粉适量。

做法

❶ 酵母粉用适量温水化开并调匀；红枣洗净。

❷ 面粉中加入酵母水和成面团，发酵好后揉搓成长条，揪成剂子，擀成长片，刷一层植物油。

❸ 在面片中间切一刀，不要完全切断，将面片沿未切断的一头卷好，用两只筷子横着沿面团两侧用力夹成花状，再翻转另一面，用筷子竖着夹一下，做成想要的形状，上面放上红枣，入锅蒸熟即可。

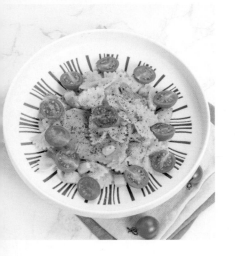

牛油果蝴蝶面

材料 西葫芦块80克，牛油果泥、圣女果块各50克，蝴蝶面30克，玉米粒、火腿片各20克。

调料 油醋汁、黑胡椒碎各适量。

做法

❶ 西葫芦块和玉米粒分别焯熟；蝴蝶面煮熟，过凉。

❷ 锅中放入少许油，放入火腿片炒至微微卷起，将牛油果泥倒入锅中，小火收汁，盛出。

❸ 牛油果泥倒入沥干水分的蝴蝶面、西葫芦块、玉米粒中，搅拌均匀，出锅装盘，放圣女果块，加入油醋汁、黑胡椒碎即可。

增肌饮食吃不够，营养补充剂来帮忙

当机体摄入充足的蛋白质时才有可能塑造出完美的肌肉，那是否想要增肌的人都需要服用营养补充剂呢？并不一定！平衡饮食才是关键，只有当某些营养素通过饮食摄取不足时，才需要营养补充剂来帮忙。并且，还要根据自身的增肌目的和营养摄入量来具体选择。

分类	功能	适用对象	食用方法
乳清蛋白	乳清蛋白粉又称为动物蛋白粉，是从牛奶和鸡肉等食物中提取的动物蛋白。乳清蛋白不但容易消化，还具有高生物价和高蛋白质功效比值等诸多优势	所有人群	训练或锻炼后的半小时（黄金时期），第二天早餐。每次一勺（5克），用温水（切记水温40℃以下）或用脱脂牛奶冲食
分离乳清蛋白	分离乳清蛋白是在浓缩乳清蛋白的基础上经过进一步的工艺处理得到的高纯度乳清蛋白，纯度可达90%以上。它拥有高含量的优质蛋白，能为某些特定人群比如婴儿和住院病人提供所需优质蛋白。分离乳清蛋白还含大量支键氨基酸，可以有效补充肌肉所需的养分，适宜增肌人群和病患恢复健康	减脂增肌人群，乳糖不耐受（喝牛奶会拉肚子或不舒服）人群	
大豆蛋白	植物蛋白，吸收利用率比乳清蛋白差一些。原料便宜，容易调味，很多代餐粉也选用大豆蛋白	需要补充蛋白质的人士，减脂增肌人群，素食主义者	建议每天摄入10～30克的大豆蛋白，具体摄入量应根据个人体重、运动量和目标进行调整

分类	功能	适用对象	食用方法
缓释蛋白	缓释蛋白的主要特点是消化吸收慢，可以缓慢平衡地供给氨基酸，适合运动后摄入。主要成分是酪蛋白或多种蛋白的混合。酪蛋白的分子较大，需要人体用更长的时间去吸收，一般需7~8小时才能完全吸收。所以缓释蛋白适合在睡前食用	减脂增肌人群	每次3勺（15克），用牛奶或温水冲服，睡前服用
支链氨基酸	支链氨基酸可以促进合成代谢，有助于肌肉修复、合成和增加肌肉体积，防止肌肉流失。同时，它还可以加快肌肉对糖分的利用，为肌肉提供能量	减脂增肌人群，运动健身人群，老年人	一般在训练前30分钟内和训练后30分钟内补充效果最好，每次补充3~5克
谷氨酰胺	谷氨酰胺可以为身体提供能量，有助于减轻训练后的疼痛感与疲惫感，从而帮助健身者更好地恢复，提升训练效果。在肌肉受到物理创伤，如烧伤、刀伤、肌肉萎缩等，谷氨酰胺能帮助减轻病情、重塑受损肌肉	减脂增肌人群，运动健身人群，素食主义者	清晨、睡前、训练后。谷氨酰胺一天摄入量最好在5克以内，可以和蛋白粉一起食用
肌酸	人体内自然产生的一种氨基酸衍生物，它可以快速增加肌肉力量，加速疲劳恢复，提高爆发力。肌酸在人体内储存越多，力量及运动能力也越强	减脂增肌人群，运动健身人群	一天推荐食用量为5克，与温水冲服（温度不要超过40℃）。也可以添加到乳清蛋白粉或者增肌粉中一同饮用

第
三
章

上班族增肌怎么吃？
试试 500 千卡
高蛋白便当

上班族增肌便当搭配原则

　　上班族在家吃饭的时间比较少，增肌便当搭配需要综合考虑多方面因素，如营养素的均衡、能量需求、烹饪方式、进食时间、个人饮食习惯等，以确保身体健康和增肌效果。因此，上班族增肌便当搭配需要注意以下几个要点。

优质蛋白 ▶ 增肌的关键在于蛋白质的摄入，因此便当中的食物要注意有足够的优质蛋白，如鸡胸肉、鱼、虾、豆腐等。

碳水化合物 ▶ 碳水化合物是身体能量的主要来源，对于上班族来说，选择低 GI（血糖生成指数）的碳水化合物，如红薯、糙米、全麦面包等，有利于补充能量，保持血糖稳定，避免疲劳。

膳食纤维 ▶ 膳食纤维有助于消化和维持肠道健康，上班族可以在便当中添加一些蔬果或全谷类食物，增加膳食纤维的摄入。

多样化 ▶ 便当搭配要注意多样化，避免单一食物造成的营养不均衡，可以搭配不同种类的蔬菜、水果、全谷类食物等，以保证均衡摄入各种营养素。

控制分量 ▶ 上班族常常因为工作繁忙而不注意饮食分量，这样容易造成饮食过多或过少。因此，要合理控制每餐的饮食分量，避免暴饮暴食或过度节食。形成健康的饮食习惯和生活方式，才能更好地实现增肌目标。

简单营养的便当，增肌、饱腹、补充体力

使用饭盒一定程度上可以把控分量，避免进食过量。在规划备餐的时候，可以给饭盒做简单分区。如分为三个区域：（1）碳水类食物（主食）；（2）蛋白质类食物；（3）蔬菜菌菇类。

1 主食建议粗细粮搭配，既满足对碳水化合物的需求，又利于控血糖。也可用玉米、红薯、南瓜等代替部分米面，营养均衡，饱腹感强。

2 优质蛋白食物，选低脂肉类（去皮鸡肉、牛瘦肉、羊瘦肉）、奶及奶制品、鱼虾、蛋等。

3 色彩丰富的蔬菜与菌菇类，满足维生素和膳食纤维需求，优选菜花、西蓝花、胡萝卜等蔬菜，二次加热也不变色，营养流失少。

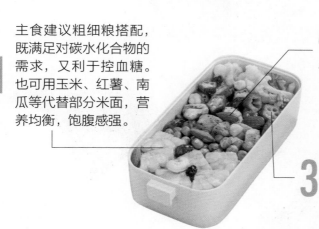

减脂增肌便当公式：碳水类（主食）+ 蛋白质类 + 蔬菜菌菇类 + 好脂肪类

可以把喜欢的碳水类（主食）、蛋白质类、蔬菜菌菇类食材列出来，脂肪就默认为菜籽油，再灵活搭配一些坚果。把它们做成一个表格或者画一个简易的图，圈出每天午餐最想吃的东西，再经过恰当烹调，就制订出专属于自己的创意增肌餐了。

碳水类（主食）	蛋白质类	蔬菜菌菇类	烹饪方法
米饭 / 糙米 / 杂粮饭	鸡胸肉 / 牛瘦肉	各种绿叶蔬菜	清炒
全麦吐司 / 荞麦面	猪瘦肉 / 虾仁	彩椒 / 洋葱	蒸
燕麦面 / 藜麦饭	鱼肉 / 豆腐	黄瓜 / 丝瓜	煮
杂粮馒头 / 花卷	鸡蛋 / 黄豆	西葫芦 / 西蓝花	烤（烤箱）
玉米 / 红薯	牛奶 / 酸奶	菜花 / 番茄	
紫薯 / 意面		蘑菇 / 木耳	

500 千卡便当推荐

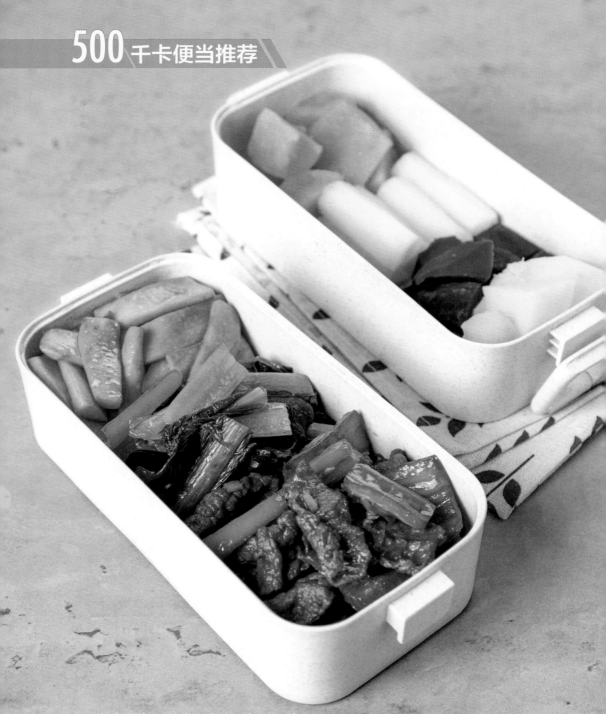

注：本章所有便当的热量值不包含调料和植物油的热量，每5克植物油热量为45千卡。《中国居民膳食指南（2022）》主张，每人每天油的摄入量控制在25~30克。日常生活中，大家可以买控油壶自行掌握油的用量。

便当 1　青椒牛肉五谷丰登便当（526 千卡）

主食　五谷丰登

材料　红薯、山药、土豆、紫薯各80克。

做法

1. 所有食材洗净，去皮，切均匀的大块。
2. 依次摆入蒸笼中，水开后大火蒸20分钟即可。

功效　红薯、山药、土豆等薯类，饱腹感强，对于上班族来说，用薯类代替部分谷类或混合食用，不仅抗饿，还有利于控制食量。

主菜　青椒牛肉

材料　柿子椒100克，牛肉80克。

调料　姜末、葱花、酱油、料酒各5克，盐3克，香油2克。

做法

1. 牛肉洗净，切片，沸水焯熟。
2. 柿子椒去蒂及子，洗净，切片，放入沸水中焯烫后捞出。
3. 锅置火上，倒油烧至五成热，放入葱花、姜末略炒，加牛肉片、柿子椒片翻炒，倒料酒、酱油、盐炒熟，淋上香油即可。

功效　牛肉富含优质蛋白，对于肌肉的合成和修复至关重要。搭配含多种维生素和矿物质的柿子椒，有助于提高新陈代谢，能更有效地燃烧脂肪，帮助人体减脂增肌。

副菜1　清煮木耳小白菜

材料　小白菜100克，干木耳5克。

调料　盐2克，生抽10克。

做法

1. 小白菜洗净，切段；干木耳泡发后，撕成小朵，洗净。
2. 锅内倒油烧至六成热，放入木耳、小白菜段翻炒。
3. 放入盐、生抽，翻炒均匀，加入少许水，盖上锅盖，中小火煮至小白菜和木耳都熟透即可。

功效　小白菜和木耳均是高纤、低脂食物，二者搭配能帮助润肠通便、控糖减脂。

副菜2　蚝油杏鲍菇

材料　杏鲍菇150克。

调料　葱段、蚝油、盐、香油各2克。

做法

1. 杏鲍菇洗净，对半切开后再切片。
2. 锅内倒油，待七成热时放入葱段爆香。
3. 放入杏鲍菇片翻炒，快熟时倒蚝油、盐、香油炒匀即可。

功效　杏鲍菇富含蛋白质、膳食纤维等营养成分，有利于减脂增肌。

便当 2　香菇烧鸡薏米饭便当（541 千卡）

主食 红豆薏米饭

材料　大米 40 克，薏米、红豆各 10 克。

做法

❶ 大米、薏米、红豆分别淘洗干净。

❷ 把大米、薏米、红豆一起倒入高压锅中，倒入没过米面 2 指腹的清水，盖上锅盖，以中火煮熟即可。

主菜 香菇烧鸡

材料　鸡肉 50 克，鲜香菇 80 克。

调料　葱花、姜片、料酒、酱油、白糖各 5 克，盐 4 克，香油少许。

做法

❶ 鸡肉洗净，切块，加料酒腌渍 10 分钟；鲜香菇洗净，切块。

❷ 锅内倒油烧至六成热，下腌好的鸡块炒至金黄色，再放入姜片、酱油、料酒、盐、白糖翻炒均匀。

❸ 锅中加适量水，大火烧开后，转中火焖 15 分钟，加入香菇块，焖至熟烂后，加香油调味，撒葱花即可。

功效　香菇烧鸡这道菜含有优质蛋白、维生素 D 和矿物质等营养成分，可以辅助肌肉合成，减少脂肪量。

副菜 1 四季豆腐

材料　豆腐 60 克，熟笋 25 克，水发木耳 30 克。

调料　葱段 5 克，盐 2 克，酱油 50 克，水淀粉适量。

做法

❶ 豆腐洗净，切三角片；熟笋洗净，切段；水发木耳洗净，撕小朵。

❷ 锅内入油烧至五成热，将豆腐片放入锅中煎至金黄色，捞出。

❸ 锅中留适量油，放入葱段、笋段和木耳炒几下，然后加入酱油、盐、适量水和豆腐片烧开。

❹ 煮好后用水淀粉勾薄芡，出锅即可。

副菜 2 清炒红薯叶

材料　红薯叶 150 克。

调料　蒜末 10 克，花椒 5 克，盐少许。

做法

❶ 红薯叶洗净，切段。

❷ 锅内倒油稍热，炒香蒜末、花椒，放入红薯叶段，大火快速翻炒至断生，加盐调味即可。

功效　清炒红薯叶不仅口感清香，而且富含营养。红薯叶含有丰富的黄酮类化合物，具有抗氧化、提高人体抗病能力等多种保健作用。

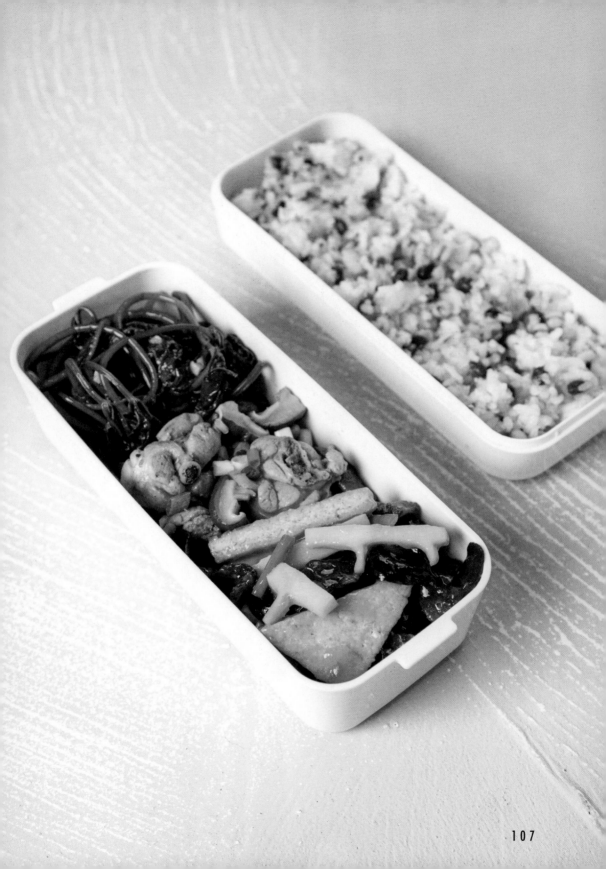

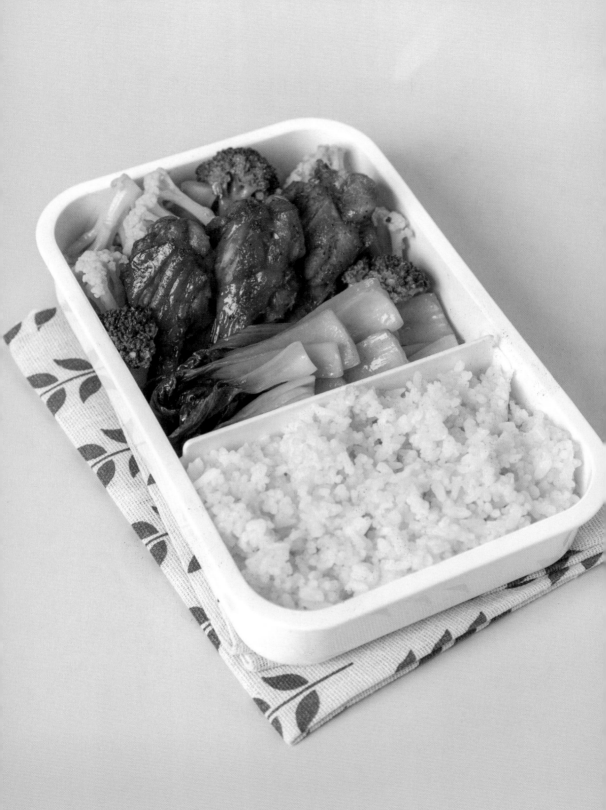

便当 3　烤鸡腿二米饭便当（536 千卡）

主食 二米饭

材料　大米 60 克，小米 20 克。

做法

❶ 大米、小米淘洗干净。

❷ 在电饭锅中加入适量清水，放入大米和小米，按下"煮饭"键，跳键后即可。

主菜 烤鸡腿

材料　鸡腿 100 克，西芹、胡萝卜各 30 克。

调料　蒜末 20 克，盐、黑胡椒粉各 5 克，生抽 15 克，橄榄油 10 克。

做法

❶ 西芹、胡萝卜洗净，剁碎，加盐、蒜末、生抽、黑胡椒粉、橄榄油拌匀，把鸡腿放进去腌 24 小时。

❷ 把腌好的鸡腿放进烤箱，烤约 30 分钟至金黄色，食用时去皮即可。

功效　鸡腿蛋白质含量高，可以增强人体肌肉力量。胡萝卜含有胡萝卜素、膳食纤维以及多种矿物质，有助于促进肠胃蠕动，帮助消化和吸收。

副菜 1 油醋汁拌双色菜花

材料　西蓝花、菜花各 60 克。

调料　盐 3 克，橄榄油、醋、蒜末、柠檬汁、黑胡椒粉各适量。

做法

❶ 西蓝花和菜花掰成小朵，洗净，放入沸水中焯煮断生，捞出过凉备用。

❷ 橄榄油、醋、蒜末、柠檬汁、盐、黑胡椒粉搅匀调成油醋汁。

❸ 将油醋汁倒入装有菜的碗里，与菜充分拌匀即可。

功效　西蓝花和菜花均富含膳食纤维、维生素 C 和其他抗氧化剂，不仅可以增加饱腹感，还有助于减少肌肉疲劳和损伤，促进肌肉修复。

副菜 2 清炒油菜

材料　油菜 100 克。

调料　盐 1 克，酱油 2 克。

做法

❶ 油菜择洗干净，沥干。

❷ 炒锅置火上，倒油烧热，放入油菜翻炒片刻，加盐、酱油翻炒均匀即可。

功效　油菜富含膳食纤维，能促进肠道蠕动，减少脂肪在体内的堆积，帮助减脂和预防便秘。

便当 4　红烧排骨红薯饭便当（521 千卡）

主食 红薯饭

材料　红薯 50 克，黑米、大米各 20 克。

做法

❶ 黑米、大米洗净；红薯洗净，去皮，切丁。

❷ 黑米、大米、红薯丁放入电饭锅中，加入适量清水，按下"煮饭"键，焖熟即可。

主菜 红烧排骨

材料　排骨段 100 克。

调料　白糖 30 克，酱油、料酒各 15 克，醋、葱末、姜末、蒜末各 10 克，大料、花椒、盐各适量。

做法

❶ 排骨段洗净，焯一下。

❷ 锅内倒油烧热，放入白糖，用铲子搅动至化开，倒排骨小火翻炒 2 分钟，以便上色。

❸ 加姜末、蒜末炒香，再放酱油、醋、料酒、大料、花椒、盐略炒，倒入适量水大火烧开后，转小火焖至排骨肉烂，出锅前撒上葱末即可。

副菜 核桃仁拌豌豆苗

材料　豌豆苗 80 克，核桃仁 20 克。

调料　蒜蓉 10 克，盐、生抽各 3 克，米醋和橄榄油各 5 克，白糖少许。

做法

❶ 豌豆苗去根部，择洗干净，焯水；核桃仁在温水中浸泡 20 分钟，去皮，沥干。

❷ 取一个空碗，放入蒜蓉、盐、生抽、米醋、橄榄油、白糖，搅拌均匀，制成料汁。

❸ 把豌豆苗和核桃仁放入盘中，倒入调好的料汁，翻拌均匀即可。

饮品 燕麦小米豆浆

材料　黄豆、小米、燕麦各 20 克。

做法

❶ 黄豆浸泡 4 小时，洗净；小米和燕麦洗净。

❷ 将黄豆、小米、燕麦倒入全自动豆浆机中，加水至上下水位之间，按下"豆浆"键，煮至豆浆机提示做好即可。

功效　燕麦小米豆浆富含蛋白质、钙、铁、锌等多种营养成分，可以帮助上班族增肌和补充所需的营养素，增强身体免疫力。

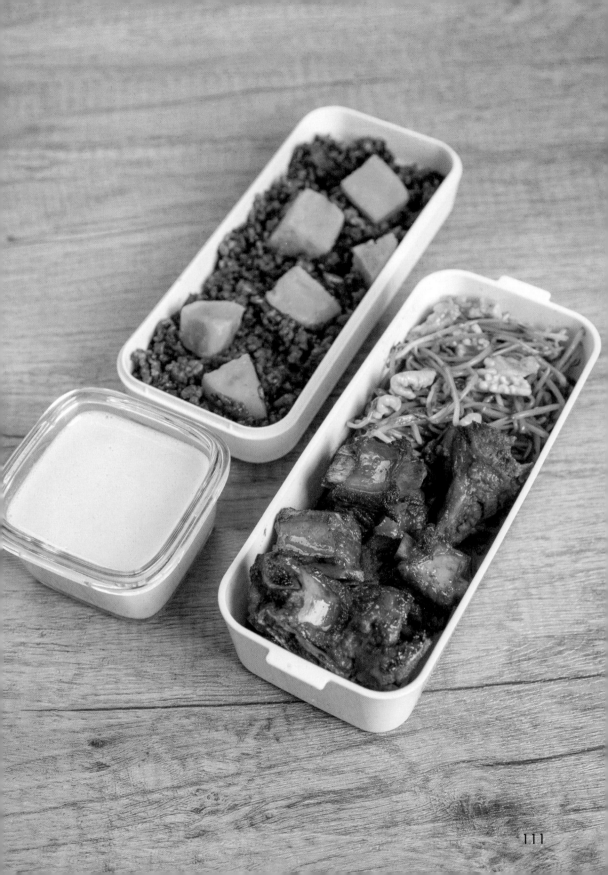

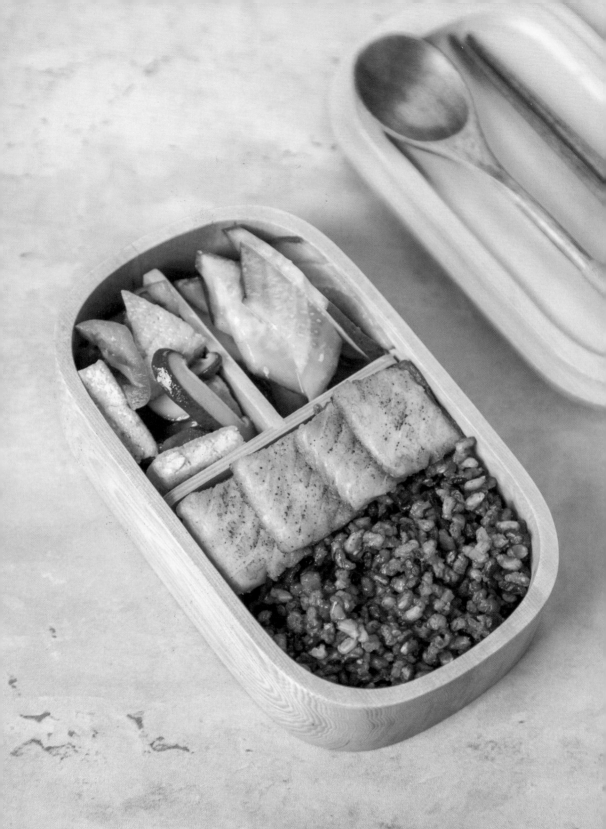

便当 5　嫩煎三文鱼糙米饭便当（544 千卡）

主食 糙米饭

材料　糙米 30 克，黑米 20 克。

做法

❶ 黑米和糙米淘洗干净，提前泡 2 小时。

❷ 将材料放入电饭锅中，加适量水，按下"煮饭"键，焖熟即可。

主菜 嫩煎三文鱼

材料　三文鱼 100 克。

调料　蒜片、黑胡椒粉、料酒、盐、柠檬汁各适量。

做法

❶ 三文鱼切片，放入黑胡椒粉、盐、柠檬汁、蒜片、料酒，腌渍 30 分钟。

❷ 锅里倒少许油，把三文鱼片铺在锅里，中小火煎 3~4 分钟，中途翻面，直到三文鱼的颜色变为淡粉色即可。

功效　三文鱼可以提供丰富的优质蛋白和不饱和脂肪酸，有助于增肌和修复组织。

副菜 1 红烧豆腐

材料　豆腐 100 克，鲜香菇 40 克，柿子椒 20 克。

调料　葱末、蒜片各 5 克，蚝油、老抽各 3 克，盐 2 克。

做法

❶ 豆腐洗净，切三角片；柿子椒洗净，去蒂及子，切片；鲜香菇洗净，去蒂，切厚片。

❷ 起锅烧油至七成热，下豆腐片煎香。

❸ 锅内留底油烧热，放葱末、蒜片爆香，放香菇片、蚝油、老抽炒香，倒入豆腐片稍炒，加少许水烧至豆腐软嫩，放柿子椒片、盐炒匀即可。

功效　豆腐富含蛋白质、钙，有助于提高肌肉质量、增加肌肉力量。香菇、柿子椒富含维生素 C 以及多种矿物质，可以促进肌肉的生长和发育。

副菜 2 脆炒黄瓜

材料　黄瓜 150 克。

调料　盐 2 克，葱末 5 克。

做法

❶ 黄瓜洗净，切片。

❷ 锅内倒油烧至七成热，放入葱末爆炒出香味，放入黄瓜片翻炒，加盐调味即可。

功效　黄瓜不仅能量低，还能抑制碳水化合物转化为脂肪，帮助减脂增肌。

便当 6　清蒸鱼蒸饺便当（531 千卡）

主食 猪肉芹菜蒸饺

材料　面粉 150 克，猪肉 60 克，芹菜 100 克。

调料　生抽、姜末各适量，盐、香油各 2 克。

做法

1. 猪肉洗净，切碎，加生抽炒熟；芹菜择洗净，切末。
2. 将猪肉碎、芹菜末、姜末放入盆中，加盐、香油拌匀调成馅。
3. 面粉放入盆内，用温水和成软硬适中的面团，擀成饺子皮，包入馅，收边捏紧，做成饺子生坯，放入烧沸的蒸锅，中火蒸 20 分钟即可。

主菜 清蒸鲈鱼

材料　鲈鱼 100 克。

调料　葱丝、姜丝各 10 克，蒸鱼豉油 5 克，料酒少许。

做法

1. 鲈鱼处理干净，在鱼身两面各划几刀，用料酒涂抹鱼身，划刀处夹上姜丝，鱼肚子里塞上姜丝、葱丝，腌渍 20 分钟。
2. 鱼身上铺剩余葱丝、姜丝，水沸后蒸 10 分钟，倒入蒸鱼豉油。
3. 炒锅烧油，烧热后淋在鱼身上即可。

功效　鲈鱼含有优质蛋白，能帮助修复肌肉组织，促进肌肉生长。此外，它脂肪含量较低，有助于在提供充足能量的同时，避免多余的脂肪摄入。

副菜 1 芹菜炒豆干

材料　芹菜 100 克，豆腐干 80 克。

调料　葱末、盐、生抽、香油、料酒各适量。

做法

1. 芹菜择洗干净，先剖细，再切长段；豆腐干洗净，切条。
2. 炒锅置火上，倒油烧至七成热，用葱末炝锅，下芹菜段煸炒，再放入豆腐干条、料酒、盐炒拌均匀，出锅前淋上香油即可。

功效　这道菜富含优质蛋白、膳食纤维等，不仅有利于补充蛋白质，对预防心血管疾病也有一定帮助。

副菜 2 炒时蔬

材料　莴笋 100 克，山药、胡萝卜、圆白菜各 50 克。

调料　醋 5 克，葱段、白糖、盐各 1 克。

做法

1. 莴笋去叶，去皮，洗净切片；圆白菜洗净，撕小朵；山药洗净，去皮，切片；胡萝卜洗净，去皮，切片。
2. 油锅烧热，爆香葱段，倒入莴笋片、山药片、胡萝卜片、圆白菜炒熟，放盐、白糖、醋炒匀即可。

功效　这道菜富含维生素 C、胡萝卜素等，有利于增肌人群均衡膳食营养，日常宜适当多食。

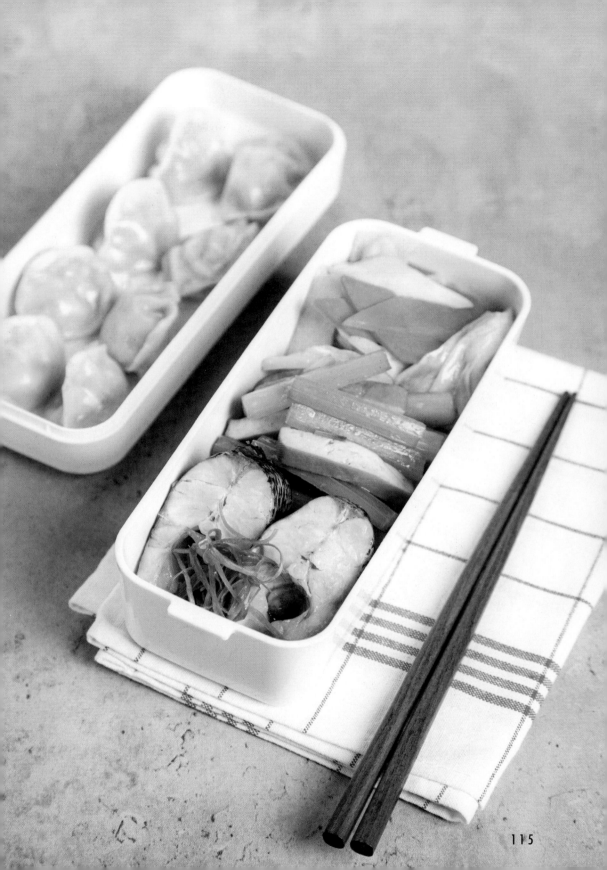

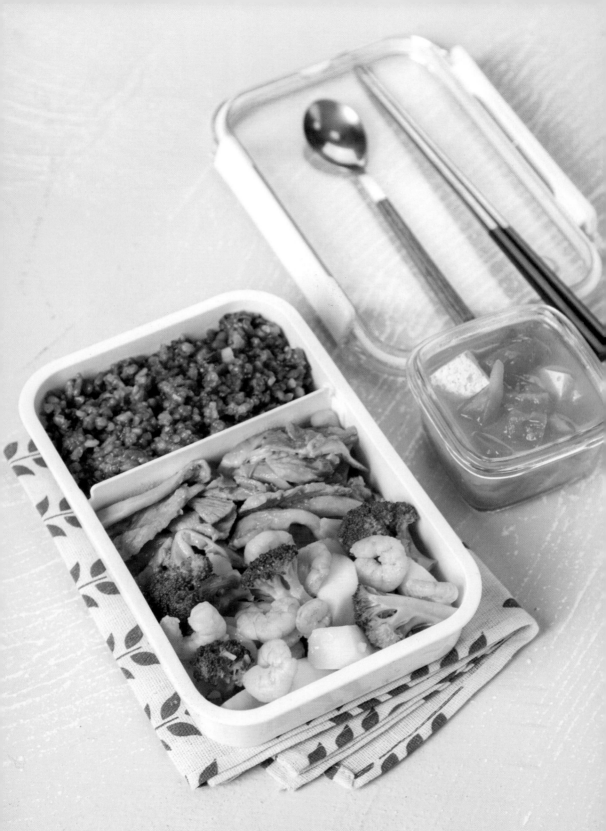

便当 7　虾仁西蓝花杂粮饭（557 千卡）

主食 杂粮饭

材料　大米 20 克，绿豆、糙米、黑米各 10 克。

做法

❶ 绿豆、糙米、黑米和大米洗净，提前泡 2 小时。

❷ 将泡好的食材放入电饭锅中，加适量水，按下"煮饭"键，焖熟即可。

主菜 虾仁西蓝花

材料　虾仁 80 克，西蓝花、山药各 60 克。

调料　葱末、姜末、料酒、盐各适量。

做法

❶ 虾仁洗净，去虾线，用料酒腌渍 10 分钟；西蓝花洗净，切小块；山药去皮，洗净，切滚刀块。

❷ 虾仁、西蓝花块、山药块分别焯水捞出。

❸ 锅内倒油烧热，炒香葱末、姜末，加虾仁、西蓝花块、山药块翻炒均匀，加盐调味即可。

功效　虾仁含有优质蛋白，且脂肪含量低，有利于减脂增肌。西蓝花含有膳食纤维、维生素 C、胡萝卜素等，有助于清除体内的自由基，延缓衰老。

副菜1 蘑菇炒瘦肉

材料　蘑菇 100 克，猪瘦肉 80 克。

调料　葱末、姜末各 2 克，盐、酱油各 1 克，淀粉适量。

做法

❶ 猪瘦肉洗净，切片，用盐、酱油和淀粉腌渍备用；蘑菇洗净，撕小片。

❷ 锅内倒油烧热，爆香葱末、姜末，倒入肉片和蘑菇片翻炒熟即可。

功效　这道菜脂肪含量低，蛋白质和膳食纤维含量高，有助于增加饱腹感，控制体重并促进肌肉恢复。

副菜2 番茄豆腐汤

材料　番茄 100 克，豆腐 80 克。

调料　盐 1 克。

做法

❶ 番茄、豆腐分别洗净，切块。

❷ 锅内倒油烧热，放入番茄块翻炒出汁，加入适量清水，放入豆腐块烧开。

❸ 开锅后，小火继续炖煮 5 分钟，加盐调味即可。

功效　这道汤富含优质蛋白质、维生素 C、番茄红素等，热量较低，有助于增肌减脂。

便当8 酱牛肉荞麦馒头便当（536千卡）

主食 荞麦馒头

材料 面粉150克，荞麦面75克，酵母适量。

做法

❶ 酵母用35℃的温水化开并调匀；面粉和荞麦面倒入盆中，慢慢地加酵母水和适量清水搅拌均匀，揉成光滑的面团。

❷ 将面团平均分成若干小面团，揉成团，制成馒头生坯，醒发30分钟，送入烧沸的蒸锅蒸15~20分钟即可。

主菜 五香酱牛肉

材料 牛肉600克（本次食用70克）。

调料 姜片、葱段、蒜片各10克，老抽、料酒各20克，盐4克，花椒、香叶、大料、干辣椒、白芷、丁香各适量。

做法

❶ 牛肉洗净，扎小孔，以便腌渍入味，放姜片、蒜片、葱段，加盐、老抽、料酒，抓匀后腌渍2小时。

❷ 锅内加适量清水，放牛肉，倒入腌渍牛肉的汁，大火煮开，撇清浮沫，倒入花椒、香叶、大料、干辣椒、白芷、丁香，大火煮开后转中小火煮至牛肉用筷子能顺利扎透即可关火。

❸ 煮好的牛肉继续留在锅内自然凉凉，捞出沥干，切片即可。

副菜1 豆腐丝拌胡萝卜

材料 胡萝卜、豆腐皮各80克。

调料 盐、香油、香菜段各适量。

做法

❶ 豆腐皮洗净，切丝，放入沸水中焯透；胡萝卜洗净，切细丝，放入沸水中焯熟。

❷ 将胡萝卜丝、豆腐丝、香菜段放入盘内，加盐和香油拌匀即可。

副菜2 蚝油香菇笋

材料 鲜香菇60克，春笋、西蓝花各40克。

调料 蚝油3克。

做法

❶ 鲜香菇洗净，对半切开，焯水后沥干；春笋洗净，切段；西蓝花洗净，掰小朵。

❷ 锅内倒水烧开，分别放入春笋段和西蓝花焯烫，捞出沥干备用。

❸ 锅内倒油烧至七成热，放入香菇、西蓝花和春笋段翻炒，倒蚝油炒匀即可。

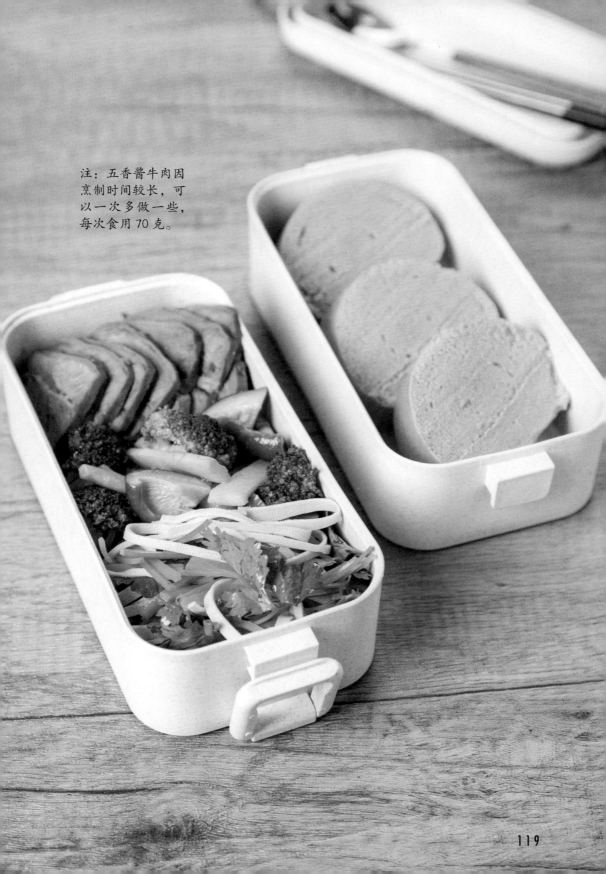

注：五香酱牛肉因
烹制时间较长，可
以一次多做一些，
每次食用70克。

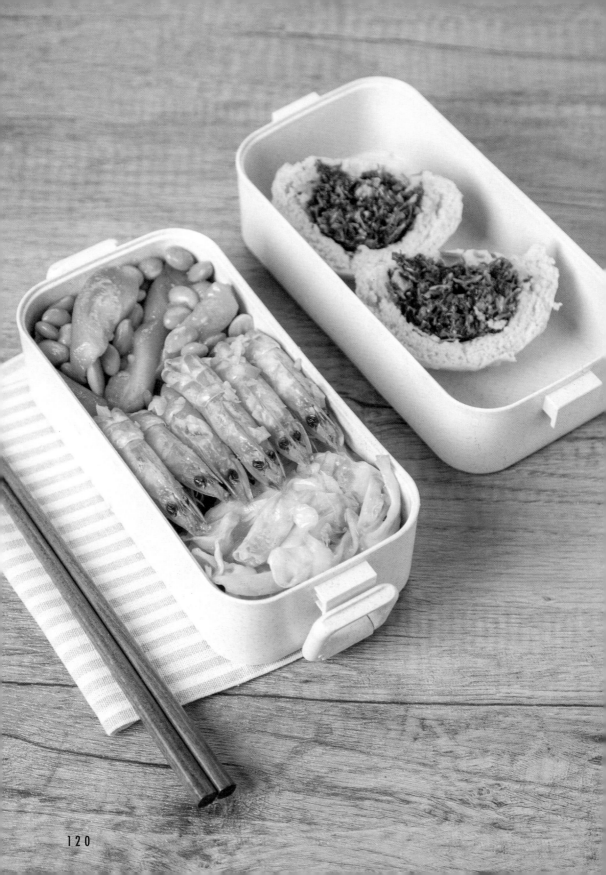

便当9 蒸大虾荠菜团子便当（573千卡）

主食 荠菜团子

材料 面粉100克，玉米面50克，荠菜150克，酵母适量。

调料 葱末、姜末、盐、香油各适量。

做法

❶ 荠菜择洗干净，切碎，加葱末、姜末、盐、香油拌匀成馅。

❷ 酵母用35℃的温水化开并调匀；面粉和玉米面倒入盆中，慢慢地加酵母水和适量清水搅拌均匀，揉成光滑的面团。

❸ 将面团平均分成若干小面团，包入馅料，醒发30分钟，送入烧沸的蒸锅蒸15~20分钟即可。

主菜 蒸大虾

材料 大虾100克。

调料 葱花、蒜末、姜片各5克，料酒、蒸鱼豉油各3克。

做法

❶ 大虾切开虾背，去虾线，加料酒、姜片腌渍10分钟。

❷ 将大虾在盘中摆好，淋上蒸鱼豉油，再撒上葱花、蒜末。

❸ 蒸锅烧开水，放入大虾，蒸8~10分钟，直到虾身变红且熟透即可。

功效 虾含有优质蛋白、维生素E、钙、磷、锌等营养成分，有助于促进肌肉生长和修复、维持骨骼和心脏健康。

副菜1 手撕圆白菜

材料 圆白菜100克。

调料 蒜末、葱段各10克，盐、生抽各3克。

做法

❶ 圆白菜洗净，撕成小片。

❷ 锅内倒油烧热，放入葱段、蒜末爆香，再放圆白菜片炒至断生，加入盐、生抽炒匀即可。

功效 圆白菜的营养价值较高，含有丰富的维生素C、维生素E、β-胡萝卜素等，有利于减脂增肌。

副菜2 毛豆烧丝瓜

材料 丝瓜100克，毛豆50克。

调料 葱段、蒜片、酱油各5克，盐3克。

做法

❶ 丝瓜去皮，洗净，切滚刀块；毛豆剥开，取出豆子，洗净。

❷ 锅内倒油烧至六成热，倒入葱段、蒜片炒香，放入毛豆翻炒，炒至毛豆略微变色。

❸ 加入丝瓜块和酱油，翻炒均匀后加入少许水，烧至毛豆和丝瓜块熟透，加盐调味即可。

专题　食堂配餐搭配技巧

对于经常在食堂用餐的增肌人群来说，可以根据食堂的特色来制订适合自己的增肌配餐计划。在配餐搭配的技巧上要注意以下几个方面。

1 营养均衡
　　充足的营养对增肌非常重要，所以要确保每餐搭配的食物都包含足够的蛋白质、碳水化合物、脂肪、维生素和矿物质等。可以通过合理搭配肉类、蔬菜、水果、全谷类等食物来实现。

2 荤素搭配
　　合理搭配荤菜和素菜，以提供足够的优质蛋白、膳食纤维等，如将肉类、鱼类等与蔬菜、豆腐等进行搭配，制作出营养均衡的餐点。

3 适当摄入水果
　　水果富含维生素、矿物质和抗氧化剂等有益营养物质，有助于促进身体恢复和健康，每天可适当搭配多种水果。

4 注意分量
　　增肌期间需要增加蛋白质类食物的摄入，但也要注意控制分量，避免过度摄入导致能量超标。

5 合理安排餐次
　　为了保持稳定的能量供应和肌肉生长，每天可安排3~4次正餐和2次加餐。加餐可以选择高蛋白、低脂肪的食物，如鸡胸肉、鸡蛋、牛奶等。

6 健康的烹饪方式
　　在食堂选餐时，注意选择健康的烹饪方式，如蒸、煮、烤、炖等方式制作的菜肴，以减少油脂和盐分的摄入。同时，注意观察食物的烹饪时间和温度，确保食物的口感和营养价值。

第四章

力量训练帮助刺激
肌肉生长、提升肌力

肌肉需要适度刺激，否则功能易退化、肌肉量会减少

HIIT 是无氧运动与有氧运动的组合，增肌效果好

HIIT 的全称是 High-Intensity Interval Training，即高强度间歇训练，是指在运动中，高强度（通常是 60 秒）和中低强度（通常是 20 秒）交替进行的运动方法。主要特征：一是高强度，二是间歇。一般而言，训练中练习与休息的时间比值大约为 2：1（比如 30～40 秒的冲刺跑与 10～20 秒的原地踏步交替），整个过程一般持续 4～30 分钟。

HIIT 是通过多组、高强度的爆发期，和低强度的恢复期组合训练，将有氧运动和抗阻运动结合在一起，使身体的有氧、无氧供能系统同时运转，不仅可以锻炼全身的主要肌群，增加肌肉力量，还可以帮助提高肌肉耐力和心肺功能，增强体能。

HIIT 训练方法	
热身	选择一种有氧方式（如跑步机训练、椭圆仪运动、划船机运动、骑单车、游泳等），先进行 5 分钟的热身
拉伸	花点时间做一些适当的拉伸，准备开始正式训练
正式开始	有氧运动选择冲刺跑、蛙跳、开合跳等动作；无氧运动选择徒手训练动作，如俯卧撑、深蹲、箭步蹲、引体向上等，或借助轻重量器械
组数	一般选择 4～6 个动作，每个动作完成 15～20 次为一组，组间休息 10～15 秒，循环完成 3～5 遍
时间	整个训练控制在 15 分钟以内
结束拉伸	训练结束后，注意拉伸

此外，HIIT 训练虽然比进行传统有氧运动辛苦些，但它所需要的时间仅仅是后者的二分之一甚至四分之一，在节约时间的同时，还能帮助减少脂肪，改善体形，取得较好的训练效果。需要注意的是，没有运动基础的人要谨慎使用。

用轻量的慢速训练来强化肌力

在做运动的时候，也可以用轻量的慢速训练来强化肌力。对于以肌肉增长为目标的训练和运动，轻量的慢速训练可以让你感受肌肉的发力，控制动作的节奏，特别是离心收缩，这样能带来更多肌纤维撕裂，实现后续的肌肉增长。

速度和节奏的快慢，对于肌肉的刺激也是不一样的。较慢的训练节奏，可以更好地控制肌肉。在相同次数与重量下，轻量的慢速训练不仅延长了肌肉受刺激的时间，促进其生长，还能增加肌肉的代谢压力，有效实现增肌。

对于新手和体力较弱的人，一开始训练需要注重训练节奏，强调适宜的速度，可以采用轻量的慢速训练来强化肌力。

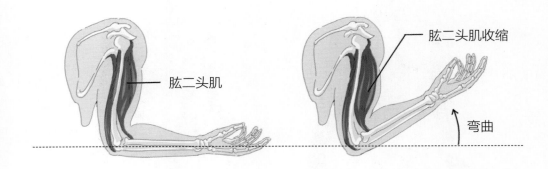

肱二头肌

肱二头肌收缩

弯曲

锻炼核心肌群，强化躯干

有些人在运动时，可能会有这样的感受：做任何抗阻训练时，身体总是在晃动，无法稳定身体。其实，有这种情形的人应该先加强核心肌群的锻炼。

核心肌群可以通俗地理解为肩膀之下、骨盆之上的所有肌肉。核心区涵盖了脊柱、髋关节、下肢近端和腹部，这个区域的肌肉也就是核心肌群，包括顶部的膈肌，底部的盆底肌，前面与侧面的腹肌，后面的背肌和臀肌。核心肌群担负着稳定重心、传导力量等作用，是整体发力的主要环节，对上下肢的活动、用力起着承上启下的枢纽作用。

锻炼核心肌群就像打地基，地基打好了房屋才能稳定。练好核心肌群最受益的就是脊椎，核心肌群的训练会使腰椎的稳定性、平衡性、协调性等都随之增加。强有力的核心肌群对运动中的身体姿势等起着稳定和支持作用。核心肌群越强，运动时能召集的肌肉纤维越多，动作越灵敏，力量也会越强，当然运动效率和增肌效果也会更好。

在锻炼时，初级训练者通常可以选择卷腹、平板支撑、举腿、自重深蹲等来增强核心肌群的训练。对于有训练基础的人来说，可以选择负重深蹲、负重哑铃箭步蹲等来锻炼核心肌群。

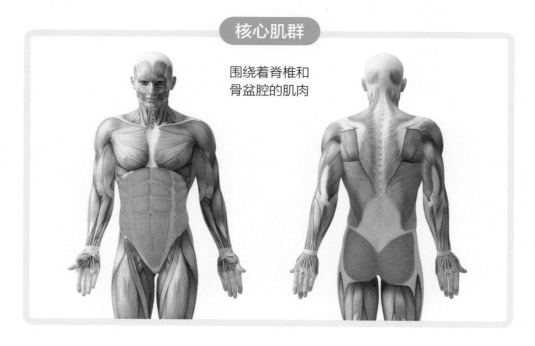

核心肌群

围绕着脊椎和
骨盆腔的肌肉

偶尔变换例行训练或项目，更有助增肌

相信很多人都会遇到训练平台期问题，碰到这种情况时，也可以偶尔变换例行训练或项目，这样也有益于增肌。

增肌其实就是让肌纤维生长，但肌纤维的生长需要时间与熟练度，即对一个动作重复进行不间断的训练，才能使动作变得熟练，让更多的肌纤维参与进来，增强增肌效果。

但如果使用同一套训练动作时间过久，人就不免遇到平台期，可能会影响训练效果，此时可以偶尔变换例行训练或项目。在制订训练计划时，可以采用多模式运动相结合，如"抗阻训练 + 有氧运动 + 平衡训练"，在训练时适当灵活变换，这样可以改善肌肉质量、力量和身体功能。

偶尔变换例行训练或项目还有其他益处，如可以增加训练的趣味性，使人们更容易坚持。此外，如果存在某些损伤，也必须选择变换项目，如果不变换，可能会影响训练效果。

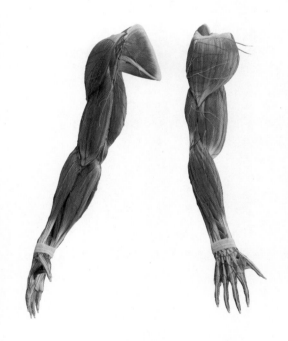

Tips

也可以通过提高训练难度的方式突破平台期。具体方法：

- 增加训练动作的数量。

- 增加训练组数。

- 增加训练重量。

- 减少组间休息时间。

不同年龄段如何增肌

青少年

以提高耐力为主，促发育、强身体

未满 18 岁的青少年最好不要急于练出肌肉块，应多做一些提高耐力的运动，对生长发育、强身健体等可以起到一定的促进作用。

锻炼方法

推荐游泳、跳绳、骑自行车等运动。

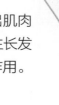

成年男性

多练臀部、胸部和腿部肌肉

成年男性的锻炼重点集中在臀部、胸部和腿部肌肉。

锻炼方法

可多做一些推举杠铃的动作。背着杠铃做下蹲，平躺举杠铃可以锻炼臂部肌肉。

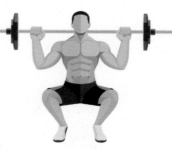

成年女性

重视曲线美，多练胸部、腰部和臀部

一般来说，女性对曲线要求比较高，表现在胸部、腰部和臀部。

锻炼方法

建议刚开始锻炼时，以中等运动量为宜。抬举哑铃、杠铃应隔天做 1 次，一次举 12~15 次，每次做 3 组，运动时间在 1 小时以内，可以根据体力减少运动量。

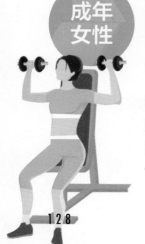

老年人 多练练腿，提高平衡、防摔倒

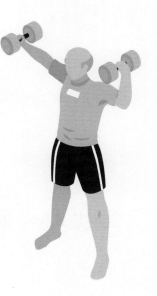

"人老先老腿"，老年人应格外注意腿部肌肉的锻炼。锻炼时，应注意偏重小负荷的力量训练。

锻炼方法

练上肢可以举杠铃，练下肢可以做半蹲。锻炼不要过量，可以连续做 15 次，每次 3~4 组，两组间休息 3~5 分钟，以身体能承受为宜。

Tips

锻炼核心肌群

建议大家有针对性地锻炼肩背上臂肌肉、腰腹部肌肉、下肢肌肉，锻炼的重点是腰腹部肌肉。

锻炼方法

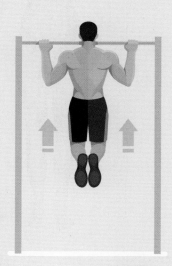

- 可以通过仰卧起坐、俯卧撑、平躺卷腹等动作来练习腰腹部肌肉。

- 通过举哑铃、引体向上等，锻炼肱二头肌、三角肌、胸大肌等。

- 通过负重深蹲等动作，锻炼肱二头肌和肱四头肌。

- 以每周 3 次，每次进行 8~10 组力量运动为宜。每天散步，快走 30 分钟，同样对健康有益。

不同部位增肌方案

认识一下需要锻炼的全身肌群

"用进废退"，肌肉在人体里也是在不断地形成和消失。当身体不断地反复使用某一处肌肉时，它就会变得粗壮；长时间"搁置"的肌肉则会不断萎缩。

要锻炼人体中的哪些大肌群

可通过以下图示来认识人们平时需要锻炼的部位，这样在做具体动作时才更有针对性。

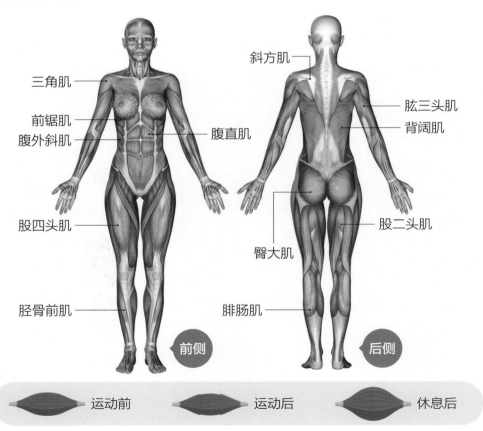

三角肌

前锯肌
腹外斜肌

腹直肌

股四头肌

胫骨前肌

前侧

斜方肌

肱三头肌
背阔肌

股二头肌

臀大肌

腓肠肌

后侧

运动前　　　运动后　　　休息后

胸部训练动作 上斜杠铃卧推

具体动作

1 仰卧在30~40度的上斜板上，
两脚平放于地，上背部和肩部紧
贴长凳，收腹挺胸，掌心向上，
宽握距，垂直举于肩上。

2 两臂伸直支撑住杠铃位于肩的上
部，放下至胸部上方（接近锁骨
处）时吸气。当横杠一接触胸部
时即做上推动作，上推时呼气。
5~8次为1组，做3组。

注意事项

这个动作可以刺激胸大肌，注意夹背
和沉肩，重量侧重于上胸部的位置。

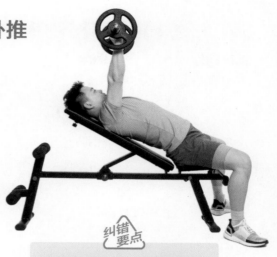

纠错要点

双脚要脚踏实地，注意收紧核
心部位再将哑铃推起，下放的
速度要匀速，下降到离胸部较
为接近的位置再推起。

胸部训练动作 平板杠铃卧推

具体动作

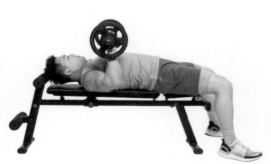

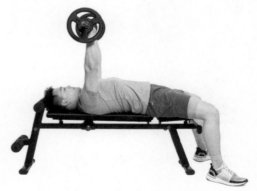

1 采用宽握距，使胸大肌获得充分
伸展和彻底收缩；要求上身向上
挺起成桥形，两肩下沉，横杠放
在胸上方1厘米处，两腿分开成
45度角。

2 当杠铃推起至两臂伸直时，必
须使胸大肌处于完全收缩状态，
稍停。上推时用鼻子呼气，还
原时用口吸气。5~8次为1组，
做3组。

胸部训练动作　下斜杠铃卧推

具体动作

1. 仰卧在可调节斜度的长凳上，头部处于低位，使躯干与地面呈 15～20 度。
2. 杠铃应垂直向上推起至杠铃处于肩关节的垂直线上，使胸大肌处于顶峰收缩位，稍停。5～8 次为 1 组，做 3 组。

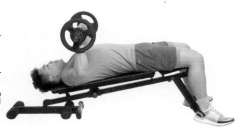

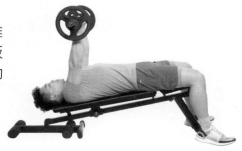

注意事项

相比平板、上斜杠铃卧推，下斜杠铃卧推一定要注意安全性和稳定性；勾脚和斜板要安全、牢固，上推时肱三头肌不要主动用力。

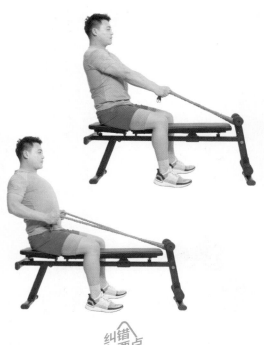

纠错要点

坐姿划船需要肩胛运动，但不是耸肩，而是后收。如果手肘、肩胛骨没有收缩，肩部以及手臂发力过多，会弱化背部肌肉的刺激。

背部训练动作
弹力绳坐姿划船

具体动作

1. 正坐，两腿自然立于地上，微屈膝，两手紧握弹力绳，双臂前伸，腰腹固定，挺胸抬头。
2. 以背部肌群的收缩力将手柄拉至腹部，尽可能向后牵拉双肩和双肘，直到手柄接触到身体中部。保持顶峰收缩 1～2 秒，并努力挤压肩胛骨以获得最大化的刺激。5～8 次为 1 组，做 3 组。

注意事项

手柄拉至腹部时尽可能向后牵拉双肩和双肘，直到手柄接触到身体中部。

背部训练动作 哑铃单臂划船

具体动作

1 屈体用正握法抓握哑铃，另一只手扶在长凳上支撑身体，同侧膝盖弯曲支在长凳上，身体几乎与地面平行。

2 尽量将哑铃放低，掌心朝向身体一侧，将哑铃拉起，尽量保持身体静止，用背而不是用手臂将哑铃拉到体侧；缓慢放下，保持对重量的控制。一侧练完再练另一侧。5~8次为1组，做3组。

注意事项

初始不使用大重量哑铃，技术稳定后再逐步增重。

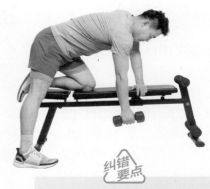

纠错要点

训练时腰背不够平直会损害脊椎，放在长凳上的手臂要保持肘关节微屈，踩在地面上的腿保持膝关节微屈。动作太快会降低训练效果，幅度过大会增加身体扭动，增加受伤的可能性。

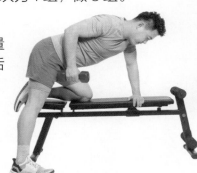

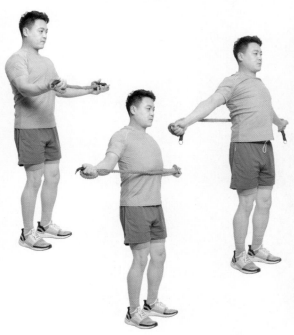

肩部训练动作
弹力绳肩环绕

具体动作

1 站姿，双手握弹力绳两端，抬头挺胸，双臂自然拉直绳子。

2 将弹力绳缓慢从胸前逐渐绕过头部，至身体后侧。停止几秒。

3 将弹力绳由身体后侧再缓慢绕过头顶至身体前方。如此反复训练。10~15次为1组，做3组。

注意事项

动作需慢而有序地进行。

肩部训练动作 哑铃侧平举

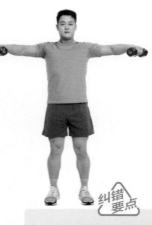

具体动作

1 双手持铃，置于身体两侧，膝盖微屈，身体挺胸收腹站直。

2 收缩三角肌使双臂打开，肘关节始终保持微屈，直到上臂水平。手臂缓慢收回到原来位置。10 次为 1 组，做 3 组。

注意事项

持铃提起和放下时，注意肘部和腕部要稍微弯曲，这样对三角肌的刺激更强。

> **纠错要点**
>
> 做这个动作时要尽量保证手肘跟肩膀平行，不要过高或过低。这样才可以充分锻炼到三角肌。

肩部训练动作 交替前平举

具体动作

1 起始动作，双腿自然站立，双脚与肩同宽，双手正握哑铃放于腿侧，双手距与肩同宽。

2 开始时把哑铃慢慢向前举起，同时吸气，举至与地面平行位置，停留 2 秒，之后慢慢还原为起始动作，同时呼气。换另一侧做重复动作。10 次为 1 组，做 3 组。

注意事项

应选择合适的哑铃重量。不要使用过重的哑铃，否则容易摇晃借力。看似举起更大的重量，但导致其他肌群参与过多，削弱目标三角肌的锻炼效果。

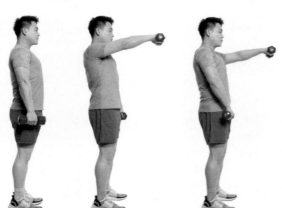

> **纠错要点**
>
> 下落时不要放得过快，否则会影响锻炼效果。下落阶段，为了控制好动作，肌肉会拉长而产生张力，肌肉负重增加，使得刺激更大，增肌效果会更好。

肩部训练动作 杠铃弯举

具体动作

1 两脚站直，与肩同宽，保持身体稳定。双手握住杠铃，手心朝上，与肩同宽放置在大腿前方。

2 慢慢弯曲肘关节，将杠铃提升至肩部高度，并保持上臂静止。再控制杠铃向下并逐渐下降，缓慢回至起始位置，同时保持肌肉的张力。5次为1组，做4组。

注意事项

手握杠铃的距离和肩宽差不多，或者稍比肩宽，距离越宽，力量也需要越大。注意要在自己的力量上去以后再进行这项训练。

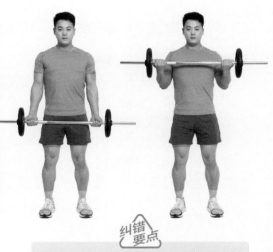

纠错要点

双肘固定在身体两侧，前后不要移动，只是肘关节角度变化而没有肩关节角度变化。

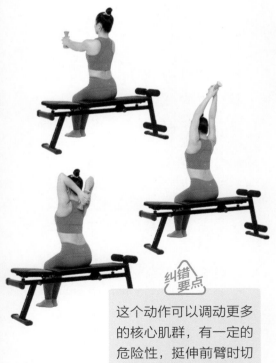

纠错要点

这个动作可以调动更多的核心肌群，有一定的危险性，挺伸前臂时切勿摆动上臂，以免碰头。

肩部训练动作
哑铃臂屈伸

具体动作

1 坐在健身凳上，双手合握一个哑铃。

2 将其举高过头顶后，屈肘，让前臂向后伸展。两上臂贴近两耳，保持竖直，不摇动；收缩三头肌，逐渐伸展肘关节，把前臂向上挺伸，直到臂部完全伸直，三头肌彻底收紧；静止1秒钟。

3 再屈肘，让前臂徐徐下垂到开始位置，使三头肌尽量伸展。6次为1组，做3组。

注意事项

坐在凳上腰部挺直保持坐姿，挺胸抬头，双手掌跟托住哑铃，上臂尽量贴向耳朵。

腹直肌训练动作 卷腹

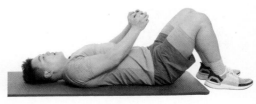

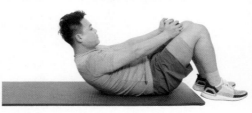

具体动作

1 背部平躺在垫子上，大腿和小腿呈60度角，双脚平放在地板上，双手持哑铃置于胸上方。

2 腹部用力紧缩时慢慢撑起上半身，注意颈部和臀部保持不动，尽可能地抬起上半身。练习的时候腹部肌群要始终保持紧绷。10次为1组，做2组。

注意事项

注意下背部始终要紧贴地面，不要让整个身体直立起来，过程中动作尽量要慢，不要依赖惯性。

卷腹时，下背部保持紧贴地面，手肘保持向外打开，注意不要抱头。

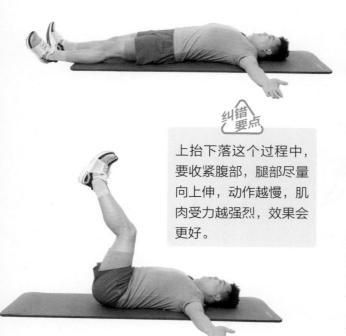

上抬下落这个过程中，要收紧腹部，腿部尽量向上伸，动作越慢，肌肉受力越强烈，效果会更好。

腹直肌训练动作 举腿

具体动作

1 平躺在垫子上，双手放于身体两侧。

2 收紧腹部，缓慢抬起双腿，至大腿与上半身呈垂直状态。

3 停留几秒，缓慢放下双腿，回起始位置。10次为一组，做3组。

注意事项

要腹部用力，背部和腰部要紧贴地面，以免弄伤腰部，腿落下时不要过分放松，以免撞伤脚后跟。

大腿训练动作 负重深蹲

具体动作

1 双脚间距略宽于肩，双手握哑铃，脚尖微微向外，保持身体稳定；抬头挺胸直视前方。

2 膝盖和脚尖在垂直方向呈一条直线，向下深蹲，同时双臂平伸，深蹲到大腿和小腿呈 90 度夹角或更低位置即可。15 次为一组，做 3 组。

注意事项

做这个动作要注意保护膝关节不受伤害，要始终让膝关节弯曲不超过脚尖，不要过于内扣和外展，并保持膝关节稳定。

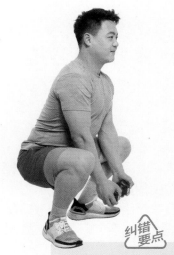

纠错要点

不要塌腰低头，也不要做得过快，学会控制速度，感受发力点，用股四头肌、臀大肌来发力，更容易取得进步。

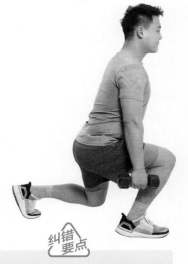

纠错要点

膝盖不要超过脚尖，否则会使重心向身体前侧转移，特别是屈膝时，由于单腿支撑，来自股骨的压力对膝关节的刺激非常大。

大腿训练动作 负重哑铃箭步蹲

具体动作

1 双腿分开，与髋同宽，然后向前跨一步，间距为肩宽的 1.5 倍，腹部收紧，腰背挺直，收紧肩胛骨，微微收着下巴，目视前方。

2 吸气，腰背保持挺直，屈膝下蹲，下蹲至前后膝关节都呈 90 度角，上半身保持挺直，然后呼气，身体还原到初始位置。15 次为一组，做 3 组。

注意事项

身体重心尽量保持直上直下，减轻膝关节的压力。

大腿训练动作
哑铃单腿罗马尼亚硬拉

具体动作

1 右腿单脚站立，左腿略抬起悬空，左手握哑铃放置于悬空腿左腿的大腿前侧，右手自然下垂。

2 髋关节略向后屈伸，右膝略弯曲，左腿悬空腿保持直立状态，左腿始终与上身在整个动作过程中保持在一条直线上，右手向前伸，恢复初始位置。5~8次为一组，做3组。

注意事项

要确保支撑脚稳定地贴在地面上，同时脚趾应均匀分布重量。

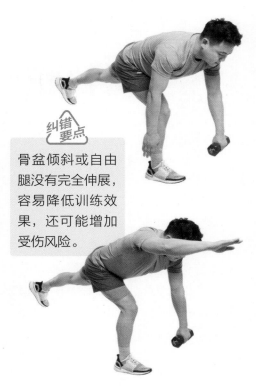

纠错要点

骨盆倾斜或自由腿没有完全伸展，容易降低训练效果，还可能增加受伤风险。

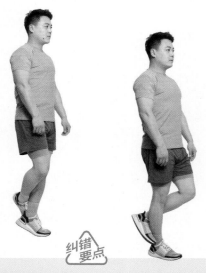

纠错要点

提踵时速度并不是越快越好，快了会利用身体惯性，是在借力，会影响训练效果。锻炼时要快起慢落，脚后跟在最低和最高点一定要停顿2~3秒，最低点停顿是为了拉伸小腿，最高点停顿是为了顶峰收缩。

小腿训练基本动作
提踵

具体动作

1 双手垂在体侧，挺直腰背、目视前方，轻轻抬起左脚后跟，尽量保持身体平衡，抬得越高越好。

2 保持2~3秒，慢慢恢复至原来位置，换另一侧重复以上的动作。20次为1组，做3组。

注意事项

做这个动作时要注意抬起脚后跟时呼气，放下脚后跟时吸气。

徒手健身，
碎片化时间的增肌方案

猫背伸展：锻炼脊柱和核心肌群的稳定性

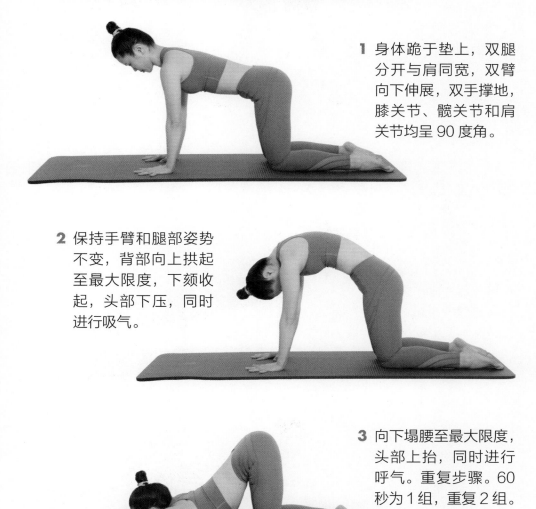

1 身体跪于垫上，双腿分开与肩同宽，双臂向下伸展，双手撑地，膝关节、髋关节和肩关节均呈 90 度角。

2 保持手臂和腿部姿势不变，背部向上拱起至最大限度，下颏收起，头部下压，同时进行吸气。

3 向下塌腰至最大限度，头部上抬，同时进行呼气。重复步骤。60 秒为 1 组，重复 2 组。

开合跳：
提高心肺功能

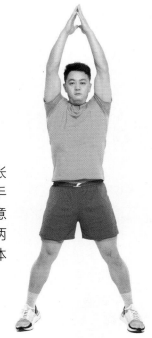
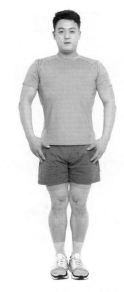

1 站姿跳跃，双脚往外张开约 1.5 个肩宽，双手往头顶方向击掌，注意手肘尽量伸直在头部两侧夹紧，可同时使身体往上延伸。

2 再跳一次后双脚并拢，双手拍大腿两侧，注意身体仍要往头顶方向延伸，尽量不要驼背。每组 20 次，重复 2 组。

原地登山跑：训练核心肌群

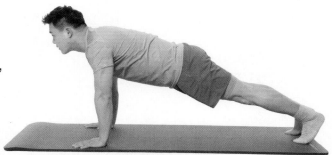

1 俯身呈俯卧撑状，保持身体平直。

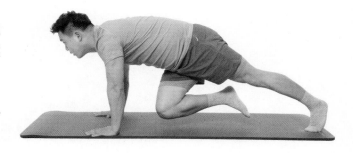

2 利用腿部肌肉带动单脚膝盖抬起，往前靠近胸部，往后放下，并换另一只脚抬起，重复动作。40 次一组，做 2 组。

波比跳：强化腿部肌肉

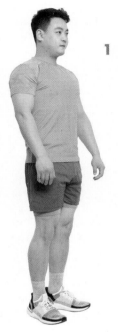

1 开始时跳跃
站姿。

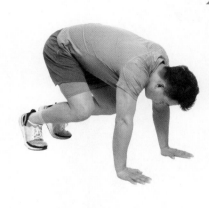

2 将大腿后侧肌群往后
推，尽可能保持小腿
垂直，双膝采用中立
姿势，髋关节转轴往
前弯，手掌放在地
面，手指朝前。重点
是保持下背平直，双
脚在双手碰地时往后
伸或滑到后方。

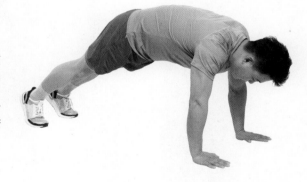

3 双脚往后滑，摆出伏
地挺身最高位置的姿
势。双手记得在地上
扣紧，夹紧臀部，持
续绷紧腹部。

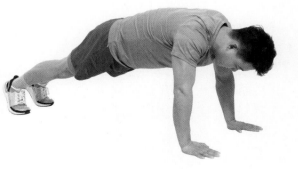

4 胸部往地面沉的同时，
手肘保持贴紧身体，
肩膀与手腕上下对齐。

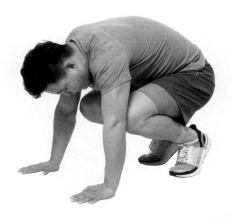

5 用爆发式动作伸展手肘，髋部往上推到完全伸展，膝盖往胸口拉。

6 双腿拉到身体下方时，慢慢双手离地，尽可能保持双脚平直，背部打直，抵达深蹲的最低位置。

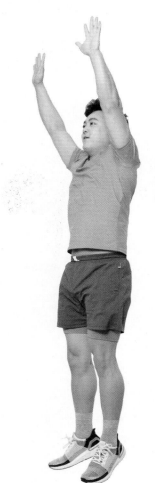

7 身体推离深蹲最低位置，垂直往上跳。并拢双腿，双肩往后拉（腋窝朝前），脚尖朝下。一组波比跳动作完成。6 次为一组，做 3 组。

平板支撑：增强核心肌群稳定性

俯卧于地面上，双肘弯曲支撑躯干，双手置于肩关节前，脚后跟离地，脚趾支撑，将身体往上推，仅用肘部和脚趾支撑在地面上。确认肩背是平直的姿势，从头到脚保持一个平面，若这个姿势可以稳定维持，可以逐步增加支撑的时间，从 30 秒到 1 分钟、2 分钟、3 分钟。

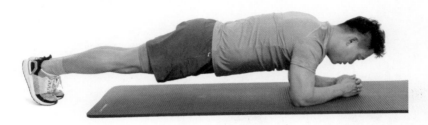

俄罗斯转体：锻炼腹肌和肩部、臀部肌肉

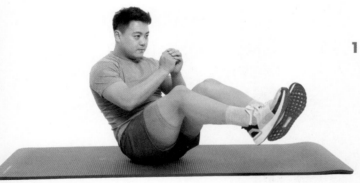

1 坐在瑜伽垫上，膝盖弯曲，双脚抬离地面；上半身与地面大约呈 45 度，注意拉伸脊柱躯干和大腿大约成一个"V"字形，双臂合拢向前，两手手指交叉，随后保持腿部固定。

2 将身体向右转，同时吸气，再回到中心位置，之后以同样的方式将身体向左转，同时呼气，此为一次反复。25 次为一组，每次练习4 组。

俯身 "V" 字训练

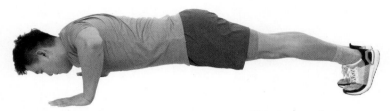

1 首先需要保持俯身撑的姿势，然后收紧腹部，呼气。

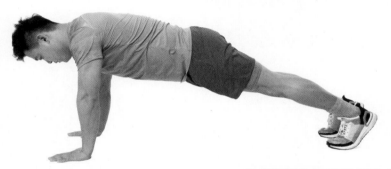

2 用手臂力量撑起身体，保持均匀的呼吸。

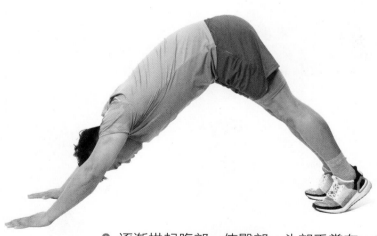

3 逐渐拱起腹部，使臀部、头部手掌在一条直线上。上体前屈时，尽量慢些，切忌突然快速屈体，防止腰背部肌肉拉伤。5次为一组，每次3组。

运动增肌常见问题答疑

运动损伤时，如何快速恢复

在平时的训练或运动中，一旦出现运动损伤，可以通过以下的措施加快恢复。

1. 一旦受伤，首先要立即停止运动，进行休息。这样可以抑制肿胀和炎症，把出血或损伤控制在最低限度内。坚持运动只会让情况变得更糟，以后恢复也会更困难。积极休息并规划好训练与休息的平衡，对身体的恢复会更好。

2. 如果是急性创伤，如脚踝扭伤、手腕扭伤或挫伤等，则要在第一时间进行冰敷以减缓伤情的发展。冰敷的作用在于使局部血管收缩、血液循环减慢，组织新陈代谢速度降低，从而达到抑制发炎。此外，注意不要让冰块直接和皮肤接触，每敷 15~20 分钟要休息半小时左右，避免机体因长时间低温而受损。

3. 如果现场没有专业设备，用冰镇饮料裹上塑料袋和毛巾也可做应急使用。在冰敷间歇，可以对伤处进行加压包扎。加压包扎可使患部内出血及瘀血现象减轻，并能促进其吸收。包扎的部位选择伤处距离心脏较远的一端。包扎时注意不要太紧，避免血液循环不畅。

4. 受伤的部位可以适当抬高，如脚踝处，可以抬至高于心脏的位置，以减少因重力而使血液回流至伤处，减轻内出血，加速恢复。

年纪大的人也可以进行力量训练增肌吗

可以。不要因为年纪大就觉得不适合进行力量训练；相反，随着年龄的增长，人体代谢会减缓，肌肉质量和骨密度也会下降，力量训练会成为年纪大的人维持健康和体能的关键方式。

年纪大的人在进行力量训练时需要提前做好健康检查，制订合理的运动目标，选择适合自己的设备和项目，这样才能有效开展力量训练，真正改善肌肉质量和力量、增加骨密度、保护关节并提高整体生活质量。

膝盖不好，做什么运动增强肌力

膝盖不好的人，需要根据自身情况，选择关节负重较轻或无负重的运动来增肌，如仰卧抬腿、空中蹬自行车、骑自行车、游泳等。

仰卧抬腿

仰卧在床上，面朝上，双腿交叉抬高，每次逐渐抬起，保持直立3~5秒后缓慢放下。仰卧抬腿训练能训练双侧大腿肌肉，保持膝关节的稳定，是一种简单安全的运动。

空中蹬自行车

仰卧在床上，模拟自己在空中蹬自行车，通过这样高抬腿的运动，有利于膝关节周围肌肉、韧带的恢复，还可避免因疼痛造成活动量减少。

骑自行车

人在骑自行车时，膝关节只是部分负重，并不是完全负重，通过这样的屈伸锻炼，可以使腿部肌肉得到增强。

游泳

游泳时膝关节一般没有任何承重，通过游泳时的腿部动作，还可使膝关节周围的肌肉得到锻炼。

此外，膝盖不好的人不建议频繁地进行下蹲、蹲马步等训练，这会加重膝关节软骨的损伤。

为什么同样的动作别人做的效果更好

肌肉类型不一样

人体有两种肌肉，即红肌和白肌。一个人有多少红肌和白肌是天生的。白肌多的人肌肉容易发达，但肌肉耐力较差。红肌多的人肌肉较难发达，但肌肉耐力较好。所以就可能出现，有的人（通常是白肌多的人）锻炼1个月比有的人（通常是红肌多的人）锻炼3个月的效果看起来更好。

个体差异性

人体的肌肉力量之所以在合理训练后能够逐渐提高，是因为有"超量恢复原理"在起作用。所谓超量恢复，指的是人在经过一次训练后，其体能水平会逐渐下降，经过饮食和睡眠的恢复，体能逐渐上升乃至超过原有体能的情况。缺乏训练的人根据训练种类的不同，超量恢复的时间为1~3天。而对于老手来说，自身训练水平足够强，每次训练强度也足够大，那么需要的恢复时间也会更长。

所以，大家要设计合理的锻炼周期，不能盲目锻炼。与此同时，注重运动多样化，戒掉熬夜晚睡等透支健康的恶习，以达到预期的运动效果。

肌肉每天练还是隔天练

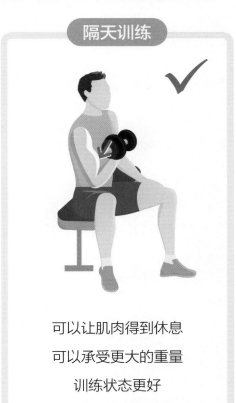

隔天训练

可以让肌肉得到休息

可以承受更大的重量

训练状态更好

劳逸结合避免过度训练

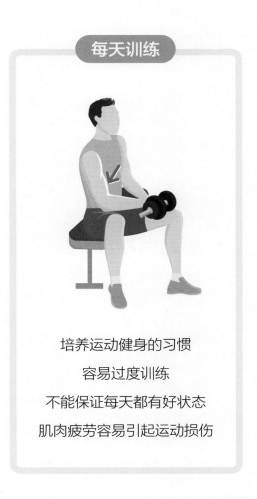

每天训练

培养运动健身的习惯

容易过度训练

不能保证每天都有好状态

肌肉疲劳容易引起运动损伤

运动前后怎么吃，可以修复受损的细胞和组织

搭配增肌锻炼的摄入法

搭配增肌锻炼的摄入法是一个重要的营养策略，它有助于促进肌肉生长和恢复。下面是一些具体方法。

1 确定蛋白质需求

每个人的蛋白质需求都是不同的，可以通过体重、活动水平、训练强度等来确定。在进行肌肉锻炼时，身体需要更多的蛋白质，此时可以适当增加蛋白质的摄入量，但也不要过量，以免对身体造成负担。

2 选择优质蛋白

优质蛋白主要来源于瘦畜肉、鱼肉、鸡胸肉、大豆类、蛋类、奶及奶制品。这些食物不仅富含优质蛋白，还可以为身体提供维生素、矿物质等重要营养素。

3 合理安排摄入时间

合理安排摄入时间可以帮助肌肉更快地恢复和生长，建议在锻炼前30分钟摄入一部分蛋白质，锻炼后再摄取另一部分。此外，每天分几次摄入蛋白质，而不是一次性摄入大量，可以更好地满足身体的需求，每次摄入蛋白质的间隔建议在3~4小时。

4 注意和其他营养素搭配

蛋白质是肌肉生长的重要营养素，但也需要其他营养素的支持，如碳水化合物、脂肪、维生素和矿物质等。蛋白质与其他营养素搭配适宜有利于肌肉生长和身体健康。

5 种常见运动的饮食补充方案

篮球

打篮球要求力量、爆发力、耐力、速度、敏捷性和协调性。

营养补充建议：打完篮球如果能看到白色汗渍，说明出汗多，流失了较多的水分和钠。运动饮料能帮助及时补充水分和钠，建议选择一些咸味食物，如苏打饼干、泡菜等。此外，还需要补充一些富含电解质的食物，帮助维持身体的水平衡，如香蕉、菠菜和土豆等。

足球

踢足球时，一直在奔跑和冲刺，结合了中等强度的耐力运动和短时间的爆发运动，会消耗大量能量。

营养补充建议：建议在运动开始前1~2小时喝2杯水（480毫升）或运动饮料；上场前10~20分钟还可根据实际情况再喝1杯水（240毫升）；运动期间，每30分钟喝90~180毫升水或运动饮料。及时补充水分，将水分流失总量控制在体重的2%以下。如果在运动时容易头晕，一定要注意在运动前适当摄入易消化的高能量食物，如能量棒、苏打饼干、酸奶、饭团、三明治、汉堡等。

骑自行车

骑自行车是耐力运动，能量要求高。每小时有可能消耗超过600千卡的能量。

营养补充建议：在骑车过程中和骑车后可以选择一些含糖的运动营养饮料，这样可以迅速为工作中的肌肉输送能量，有助于提高运动力。

游泳

游泳是一项全身运动，可以锻炼主要肌群，且对髋关节和膝关节的压力较小。

营养补充建议：游泳后容易感到饥饿，从而导致多吃。建议提前准备一些健康小吃如苏打饼干、坚果、水果、煮鸡蛋、牛奶、酸奶、三明治等，用以补充游泳后的体力消耗。

网球

网球运动需要快速移动和爆发力，营养补充侧重在摄入足够的碳水化合物，并保持水分充足。

营养补充建议：建议提前备一瓶矿泉水或运动饮料水，转场时喝大约150毫升。打网球时抽筋可能是因为出汗过多，导致身体缺钠，或碳水化合物摄入不足。所以在打网球前后需补充含钠和碳水化合物的食物。

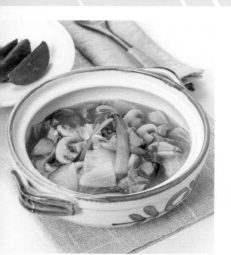

洋葱口蘑炖牛肉配紫薯

材料 牛肉125克，洋葱片100克，口蘑片、番茄丁各80克，油菜、紫薯各50克。

调料 大料、柠檬汁、黑胡椒粉、盐各适量。

做法

❶ 紫薯洗净，去皮，切块，蒸熟；牛肉洗净，切小块，焯水，捞出；油菜择洗干净。

❷ 锅热放油，放入牛肉块煎香，加盐、大料、适量水炖1小时。

❸ 再加洋葱片、口蘑片、番茄片炖煮30分钟，放入油菜，煮至断生后撒入黑胡椒粉，倒入柠檬汁调味；盛出，和紫薯一起食用即可。

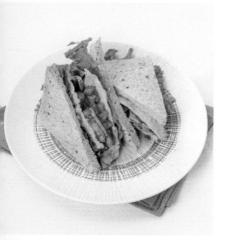

牛肉时蔬三明治

材料 番茄片100克，熟牛肉片、柿子椒丁、生菜叶各80克，鸡蛋1个，粗粮吐司2片。

调料 盐少许。

做法

❶ 鸡蛋打散，加入盐搅匀，放入油锅中煎成蛋饼，煎好后依照吐司大小切成方形。

❷ 吐司切去四边，将蛋饼、生菜叶、番茄片、柿子椒丁和熟牛肉片分别夹在中间即可。

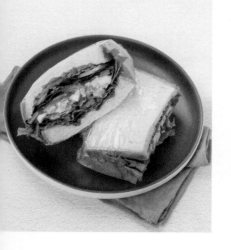

夏威夷虾仁三明治

材料 吐司2片，番茄片80克，虾仁70克，鸡蛋1个，裙带菜50克，生菜叶、胡萝卜丝、黄瓜片各30克。

调料 黑胡椒粉、盐各适量。

做法

❶ 虾仁去虾线，洗净；裙带菜（带咸味）泡2小时，洗净。

❷ 锅热放油，煎熟虾仁；鸡蛋煮熟，去壳，碾碎，加入黑胡椒粉、盐拌匀。

❸ 其中一片吐司上依次铺胡萝卜丝、黄瓜片、裙带菜、番茄片、鸡蛋碎、虾仁、生菜叶，再盖另一片吐司，裹好保鲜膜后横切一刀即可。

什锦鹌鹑蛋鸡肉沙拉

材料 鸡胸肉 100 克，苦菊片、莲藕丁各 50 克，熟豌豆 30 克，红彩椒丝、黄彩椒丝各 25 克，鹌鹑蛋 3 个。

调料 醋、橄榄油、盐各适量。

做法

❶ 鸡胸肉洗净，焯熟，撕成条；莲藕丁焯熟；鹌鹑蛋洗净，煮熟，去壳，切半。

❷ 碗内倒入橄榄油、盐和醋拌匀，浇在装有所有食材的盘中，拌匀即可。

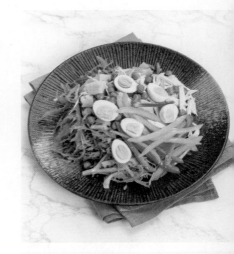

鲜虾豆腐蔬菜汤

材料 豆腐 250 克，金针菇、菠菜、鲜虾各 100 克。

调料 盐 2 克，香油适量。

做法

❶ 豆腐洗净，切块；鲜虾去头、去壳、去虾线，洗净；金针菇、菠菜去根，洗净，菠菜焯水。

❷ 锅内加水烧开，放入豆腐块、金针菇转中火煮 10 分钟。

❸ 放入虾煮熟，关火，放菠菜，加盐搅拌均匀，淋入香油即可。

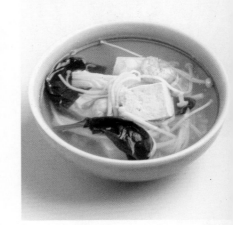

什锦烩面

材料 鲜香菇、虾仁、胡萝卜、黄瓜、玉米粒各 30 克，手擀面 100 克。

调料 姜末、生抽、香油各少许。

做法

❶ 鲜香菇洗净，切丁；虾仁洗净，去虾线；胡萝卜、黄瓜分别洗净，切丁；玉米粒洗净。

❷ 锅内倒油烧热，放入姜末炒香，放入香菇丁、胡萝卜丁、黄瓜丁、虾仁和玉米粒翻炒至熟，加适量水煮开。

❸ 手擀面放入锅中煮熟，加生抽、香油调味即可。

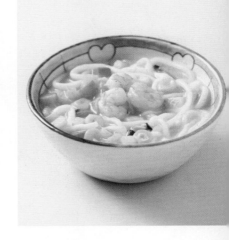

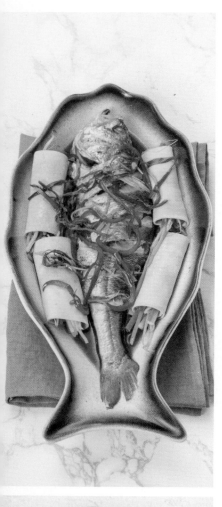

三丝蒸黄鱼

材料 黄鱼1条（200克），红彩椒丝30克。

调料 葱丝、姜丝、葱段、料酒、生抽、姜片、盐各适量。

做法

❶ 黄鱼治净，两面划花刀，在鱼身两面抹少量料酒和盐，腌20分钟。

❷ 盘中铺上葱段和姜片，放入黄鱼，置于沸水蒸锅中，大火蒸10分钟，关火后闷5分钟，出锅，倒出盘子里的汤汁。

❸ 锅热放油，放入姜丝、红彩椒丝、葱丝爆香，加生抽、少许清水小火烧开，淋在鱼身上即可。

豆皮时蔬卷

材料 豆腐皮、黄瓜丝、胡萝卜丝各50克，黄豆芽30克，红彩椒丝20克。

调料 油醋汁适量。

做法

❶ 锅内倒水烧开，下豆腐皮、胡萝卜丝、黄豆芽分别焯水，捞出。

❷ 将胡萝卜丝、黄豆芽、黄瓜丝、红彩椒丝、油醋汁拌匀，用豆腐皮卷好，切小段即可。

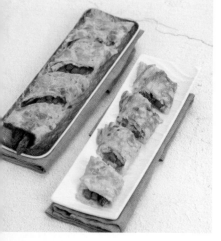

干贝番茄厚蛋烧

材料 鸡蛋2个，番茄碎80克，芦笋段50克，干贝20克。

调料 盐适量。

做法

❶ 干贝洗净，用水泡2小时，隔水蒸15分钟，切碎；芦笋段焯熟。

❷ 鸡蛋打散，放入番茄碎、干贝碎、盐搅拌均匀。

❸ 油锅烧热，先均匀地倒一层蛋液，凝固后放入芦笋段卷起盛出；再倒一层蛋液重复操作，蛋卷盛出后切段即可。

黑椒牛肉杂粮饭

材料 牛里脊150克，生菜、黄彩椒、樱桃萝卜各100克，大米120克，绿豆、糙米、黑米各50克。

调料 黑胡椒粉、盐、蒜片、黄油各适量。

做法

① 所有食材洗净。

② 绿豆、糙米、黑米和大米泡2小时，放在大碗中，加1.5倍水，上锅蒸30分钟，取出。

③ 黄彩椒洗净，切条；生菜洗净，撕片；樱桃萝卜洗净，切片；牛里脊洗净，切粒。

④ 平底锅烧热，放黄油烧化，放入牛肉粒煎至金黄色，放入蒜片，撒少许盐、黑胡椒粉调味，盛出，与准备好的蔬菜拌匀，和杂粮饭放一起即可。

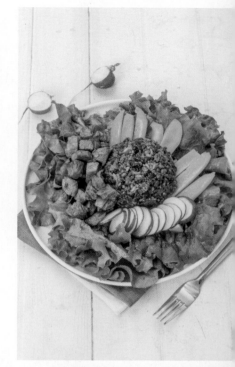

菌菇蛤蜊面

材料 阳春面、白玉菇各100克，蛤蜊200克。

调料 盐1克，葱花5克。

做法

① 蛤蜊用淡盐水浸泡2小时，吐净沙子，洗净；白玉菇洗净，切小段，焯水。

② 锅内倒油烧热，放入白玉菇段翻炒，倒入适量开水烧开，下入阳春面煮熟，下入蛤蜊煮至开口，加盐调味，撒上葱花即可。

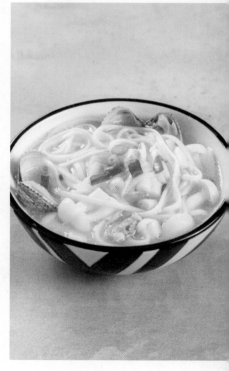

专题 1 练好这 4 处小肌肉，更长寿

肌肉对强身健体的重要性不言而喻。很多人不知道，身体上有 4 处小肌肉对长寿很重要，练好这 4 处小肌肉，可以帮助延缓衰老。

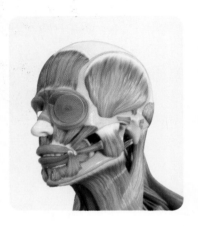

眼肌强，眼睛老得慢

现代生活中，人们使用手机、电脑等电子产品的频率高，用眼时间越来越长，会让眼肌疲惫不堪。眼肌强，眼睛就老化慢，身心状况就会好。

训练方法：双手搓热，双眼自然闭合，再用两手掌心轻捂双眼，眼球按顺时针方向转动几圈，再反方向转动几圈，可以增强眼部肌肉。

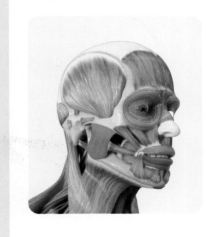

咬肌强，吃饭香、大脑更年轻

咬肌力强，不仅吃饭轻松、轻松摄入人体所需营养，还会让大脑更年轻，患阿尔茨海默病的风险降低。

训练方法：练习时两腮像漱口一样来回鼓动，动作要快，做 30 次。这样可以刺激两颊肌肉，增强咀嚼力，脸颊也会变得圆润年轻。

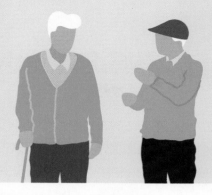

手部肌肉强，增强握力

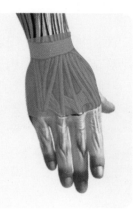

手部肌肉的强弱与握力有很大关系。握力是衡量一个人能否长寿的标准之一。握力差的人更容易患心脏病、脑卒中等疾病。

训练方法：双臂下垂贴身，双腿下蹲成马步，双手握拳，拇指在内，其余四指握拢，放在腰两侧。左拳缓慢用力向前伸出，同时右拳向后拉，双臂形成一股对挣力，然后左臂内旋，左拳变掌，再握成拳，收回左拳至腰侧。右手动作相同，方向则相反。两手交替重复做8~10次。

盆底肌强，减少漏尿风险

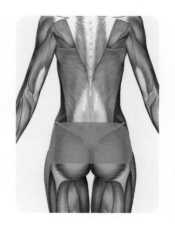

盆底肌掌控泌尿系统，如果盆底肌退化，就会出现尿失禁、肛门松弛、性功能减退等症状，导致睡眠不佳、生活质量下降，影响健康。

训练方法：训练时先收缩肛门，深吸一口气，感觉就像把肛门和会阴都吸到肚子里，坚持5~8秒，之后缓缓呼气再放松。每天反复练习50次。

专题2 体成分数据怎么看

体成分是指身体的构成成分，主要包括肌肉、脂肪、骨骼、水分等。在这些成分中，肌肉和脂肪是人体最重要的组成成分。

专业的身体成分测定，主要包括人体成分（水分、蛋白质、矿物质、体脂）、骨骼肌率、体脂重量、内脏脂肪、BMI、体脂率、基础代谢、肌肉含量、年龄等，这些数据能有效显示被测者的身体脂肪比例和脂肪分布等，为体重控制、肌肉训练、营养平衡和疾病诊断等提供科学依据。

对于一般人，在看人体成分分析时，除去身高、体重等，需要注意以下重要指标。

重要指标	
体脂率	成年人的体脂率正常范围是女性18%~22%，男性10%~20%。若体脂率过高，男性超过正常值的25%，女性超过正常值的30%，就可视为肥胖
肌肉含量	肌肉是人体运动和身体活动的主要动力来源，可以分为骨骼肌、平滑肌和心肌三种类型。肌肉含量越高，表明人体代谢越旺盛，运动能力也越强
骨骼肌率	骨骼肌率是指骨骼肌占肌肉的百分比。骨骼肌率低，说明骨骼肌的营养、力量和数量不足，会加速人体衰老。正常范围是31.5%~45.5%
基础代谢	对于减肥的人来说，这是个很重要的指标，可以帮助计算每天所需的食物能量。一般来说，体重越大、代谢越旺盛、肌肉含量越高，基础代谢值也就越高
去脂体重指数（Fat Free Mass Index, FFMI）	去脂体重指数又叫瘦体重指数，是一种衡量肌肉发达程度的指标。未经锻炼者通常是16~18，自然健身（不借助药物或补剂）的极限是23~25

第
五
章

胖人和瘦人增肌的
重点不一样

摆脱"纸片人"，瘦人如何增肌

身体太瘦弱，先看是什么类型

有的人看起来像纸片人，太瘦弱，增肌比较困难。大多数瘦人的特点是皮下脂肪少、肌肉也少，身材纤瘦干瘪。

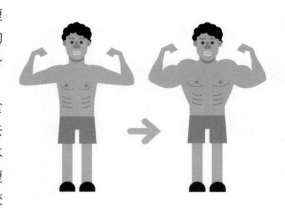

有的瘦人是脾胃吸收不好，食物就像在肠胃过了一遍就排泄出去了，无法留住营养。有的瘦人是本身代谢比较快，拥有常人说的易瘦体质，多吃不胖，这也是胖人比较羡慕的体质。

对于肠胃不好的人，改善肠胃功能是首要之急。对本身代谢比较高的人来说，需要提高能量的摄入，多餐饮食，以提高肌肉维度，让自己变得强壮。

> **大医生告诉你**

如何判定自己是否偏瘦

一般来说，大家可通过 BMI 来衡量胖瘦程度。BMI ＝ 体重（千克）÷ 身高的平方（米^2）

分类	偏瘦	正常	超重	肥胖
BMI（千克/米^2）	<18.5	18.5～23.9	24.0～27.9	≥28

注：数据来源于《中国超重／肥胖医学营养治疗指南（2021）》。

提高脾胃运化功能

《黄帝内经》中提出"脾主肌肉"的观点，如果脾胃不和，肌肉的形态和功能难以维持，容易出现肌少症。如果脾胃功能良好，营养物质可以用于滋养肌肉，使肌肉健硕有力。调理脾胃，可以适当吃点健胃食物和健脾化湿的食物，有助于人体消化吸收，增加肌肉量。

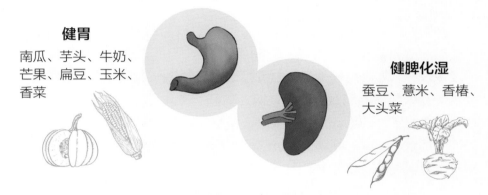

健胃
南瓜、芋头、牛奶、芒果、扁豆、玉米、香菜

健脾化湿
蚕豆、薏米、香椿、大头菜

以负重训练为主，搭配少量有氧运动

负重训练可以达到更好的塑形效果

瘦人想要更好地增肌，选好运动方式很重要。力量训练是增肌的最基本的训练方式，常用的动作有卧推、深蹲、硬拉、俯卧撑、引体向上等。这些动作可以锻炼全身肌群，让身体更加健壮，还可以提高身体素质。

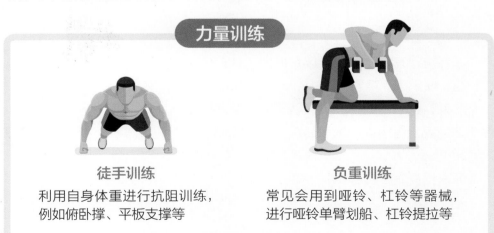

力量训练

徒手训练
利用自身体重进行抗阻训练，例如俯卧撑、平板支撑等

负重训练
常见会用到哑铃、杠铃等器械，进行哑铃单臂划船、杠铃提拉等

负重训练后肌肉有一个良性的损伤（肌肉撕裂），再通过休息、营养补充，使肌肉恢复并且增长，达到较好的增肌塑形效果。

循序渐进提高负重

在进行力量练习时，应根据自己的实际情况选择合适的负重。无论选用什么样的负重，都要遵循由小到大的原则，切忌突然增加运动负重而造成运动损伤。

开始训练时负重不要过大，可以先从对抗自身重力等抗阻运动开始，循序渐进地增加训练负重。一般来说，经过 2 个月的训练后，身体就会因训练而发生改变，如肌肉的大小、力量和耐力，这会导致原来的训练强度不能再为肌肉提供足够的刺激。也就是说，我们的身体已经适应了这个训练计划。在这种情况下，训练计划就需要进行调整，但是大的健身方向不变，可以增加训练负重、训练时间等。当训练调整产生新刺激时，肌肉的体积就会随之增长，达到较好的增肌效果。

少量有氧运动可以提高训练效果

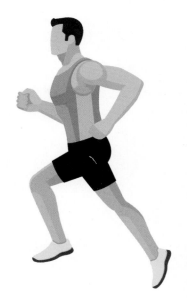

在进行负重训练时，搭配少量的有氧运动会有更好的效果。有氧运动可提高机体的摄氧量，增强心肺功能，是达到健康效应的最佳方式。在有氧运动时，人体吸入的氧气是安静状态下的 8 倍。长期坚持有氧运动能增加体内血红蛋白的数量，提高机体抵抗力，增强大脑皮层的工作效率和心肺功能。

适当进行有氧运动还可以帮助消耗体内多余的脂肪，使肌肉更突出。

此外，有氧运动能促进血液循环，帮助肌肉更快地恢复，对负重训练后的肌肉酸痛和损伤修复非常有益。因此，为了增肌和维持身体健康，负重训练和有氧运动需要适当结合。

少食多餐，每天多摄入 400～500 千卡

先来回顾一下身体的能量守恒定律：

摄入能量 = 消耗能量	摄入能量 < 消耗能量	摄入能量 > 消耗能量
体重维持不变	**体重降低**	**体重增加**

所以说，无论用什么方法增重增肌，都要知道这个原则：就是要摄入更多能量。

一般来说，瘦人的新陈代谢比较高，营养吸收率比较低。所以，需要把一日 3 餐改为一日 5～6 餐，每天比平时多摄入 400～500 千卡的能量，才能达到增重增肌的要求。

400～500 千卡的食物应该怎么吃

吃 **100** 千卡的蛋白质	实际摄入 **70～75** 千卡的能量
吃 **100** 千卡的全谷类碳水化合物（粗粮）	实际摄入 **80** 千卡的能量
吃 **100** 千卡的精细类碳水化合物	实际摄入 **90～95** 千卡的能量
吃 **100** 千卡的脂肪	实际摄入 **97～98** 千卡的能量

身体消化吸收蛋白质的过程比起消化吸收碳水化合物需要消耗更多的能量。在增重增肌的过程中，日常饮食多增加一些蛋白质食物，不仅可以稍微放宽能量摄入的上限，也会帮助身体增加更多肌肉。有研究发现，三组增重的人群分别选择低蛋白饮食、中等蛋白饮食、高蛋白饮食，高蛋白饮食的人群增加的体重更多的是肌肉。而且更有趣的是，当构成过剩能量的来源主要是脂肪时，身体能量消耗不会增加；而如果构成是蛋白质时，身体能量消耗会适量增加。

为了使能量能更多地转化为肌肉，而不是脂肪，应该忌吃炸鸡、蛋糕等高糖、高能量的食物。建议多选择一些高蛋白、复合碳水、低脂肪的食物，如鸡胸肉、牛瘦肉、奶制品、全谷物食物等。

400~500 千卡食物举例

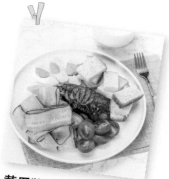

总能量：478 千卡

黄瓜 100 克，酱牛肉 70 克
鸡蛋 1 个（60 克），圣女果 50 克
粗粮面包 1 片（25 克），牛奶 200 克

黄瓜酱牛肉配牛奶鸡蛋面包

总能量：481 千卡

鸭胸肉 120 克，紫薯 100 克
生菜 80 克，西蓝花 50 克
洋葱 50 克，圣女果 50 克

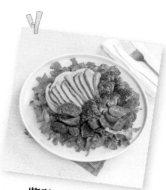

紫薯鸭胸沙拉

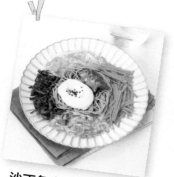

总能量：481 千卡

沙丁鱼罐头 80 克，鸡蛋 1 个
荞麦面 50 克，圆白菜 50 克
胡萝卜 50 克，紫甘蓝 50 克
娃娃菜 20 克，熟黑芝麻 5 克

沙丁鱼水波蛋荞麦面

大医生告诉你

细嚼慢咽很重要

对肠胃不好的瘦人来说，吃饭时应细嚼慢咽。本来消化吸收就有问题，咀嚼不充分只会增加肠胃的负担，所以吃饭的时候每一口咀嚼 30 次。另外可以将食物块切小切碎，如土豆可以切碎做成土豆泥，这样更容易消化。

保证充足的休息

运动后充足的休息对增肌非常有利。运动结束后，经过饮食和休息，肌纤维修复和体能水平会有所提高，甚至超过原来的水平，这个就是"超量生长"。如果没有休息好就进行下一次训练，那么前一次被撕裂的肌纤维还没完全修复好就又继续被撕裂，这不利于增肌，更别提超量生长了。如何保证高质量休息，建议从下面几点做起。

1 营造助眠的卧室环境。最好选择遮光性较好的窗帘，以便营造黑而暗的睡眠环境。

2 保证每天 7~8 小时睡眠，不要等困了再去睡觉。应该养成按时就寝的好习惯，这样不仅可以保护大脑，还能提高睡眠质量，减少失眠。

3 用读书、听舒缓的音乐、播放一些有声读物等方式代替夜晚看手机的习惯，让双眼放松、休息，也可在一定程度上缓解失眠，提高睡眠质量。

4 适当增加入睡仪式感，来帮助提高睡眠质量。可以设定 30~45 分钟时间，做一些固定的、惯例性的活动，以便让身心为入睡做好准备。比如：洗漱—做头部按摩—睡眠。

5 不要把问题带到床上。晚上可以早些将要解决的问题解决掉，或者将工作或学习计划提前安排好。以平和的心态入睡，有助于提高睡眠质量。

6 晚餐安排一些有助于睡眠的食物，比如含色氨酸的小米、牛奶等。睡前 3~4 小时，或者更早的时间内不要食用容易引起兴奋的食物，比如咖啡、浓茶等。

对于单纯肥胖的人来说，增肌和减脂应并轨而行

对于 BMI ≥ 28 的肥胖者来说，需要增肌和减脂同时进行。比如你每天坚持游泳两三千米，一段时间后可能发现自己肚子上的肉少了，肩膀和后背也厚实了不少。还有女性会抱怨，跑步久了虽然腰细了，但是小腿粗了。也有很多人在健身房里练器械一段时间后，发现自己身上肥肉少了，身体好了。实际上这都是减脂的同时实现了增肌。

因此，对于肥胖者来说，减脂增肌只是想要更强的体质和更好的身材，肌肉量大一些、脂肪少一些就达到了目的。所以，完全可以执行增肌减脂同时进行的计划。

直接进行力量训练

传统的减肥都是进行有氧运动去消耗脂肪，但是有氧运动消耗的脂肪其实是非常有限的，仅仅是在运动中进行脂肪消耗。而无氧运动不仅在运动过程中燃脂，运动结束后还会持续消耗脂肪，燃脂效果可持续 48 小时以上。

力量训练属于无氧运动，虽然不能直接消耗多少脂肪，但它的减脂体现在运动后。在力量训练的过程中，肌纤维的结构遭到破坏，受破坏的肌纤维需要大量的蛋白质来修复。在训练后得到充分修复的肌纤维会增粗（与原来相比），在下一次训练中，已修复好的肌纤维结构再次遭到破坏，破坏后再次进行修复，肌肉围度就会持续增长。所以，肌肉的增长实际上就是一个不断破坏—修复—再破坏—再修复的过程，而每一次的修复，都会使肌肉的围度有所增加。

一次好的力量训练结束后，基础代谢率的提高甚至能保持到运动后 48 小时，如果坚持 4 周高强度的力量训练，那么减脂的效果能持续 1 个月。因此，肥胖者可以直接进行力量训练，在减脂的同时保持肌肉量。

减脂要循序渐进，否则会快速消耗肌肉

谈到增肌，首先要明确一点，肌肉和脂肪是两种完全不相同的组织，二者不能相互转换！在进行合成代谢的时候，会增加肌肉也会增加脂肪；在进行分解代谢的时候，会消耗脂肪也会消耗肌肉。因此，胖人减脂增肌要循序渐进。

在饮食和运动时要调节脂肪和肌肉的减少速度，也就是在进行分解代谢时，尽量减少肌肉分解、增加脂肪分解；在进行合成代谢时，尽量增加肌肉合成、降低脂肪合成。通俗地讲就是让脂肪掉得快一点，肌肉掉得慢一点，让肌肉在身体中的占比上升。

增肌期，一般计划都是以一个季度或半年为单位，如果想短时间就出效果，那是不太可能的。因为无论是减脂还是增肌，它的速度都是比较缓慢的，不要妄想一个月增加 5 千克的肌肉，也不要妄想一个月减掉 5 千克的脂肪，因为对于多数人来讲，一年增加 5 千克的肌肉已经非常了不起了。而且随着时间的累积，越往后减脂增肌速度就越慢，其间会遇到一个又一个瓶颈期，有时甚至还会退步。所以循序渐进、长期坚持才是稳步减脂增肌的长久之计。

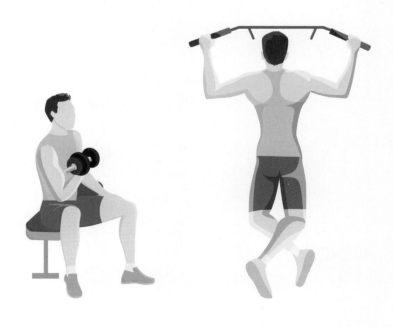

如何知道自己的肌肉量或肌力增加了

减肥效果容易被追踪，而增肌则是另一回事。特别是刚开始运动的人，肌肉增长是一个缓慢的过程，显著的变化往往需要几个月甚至更长时间。那么，如何知道自己的肌肉量或肌力增加了呢？大家可以通过下面的 4 个方法来判断。

1 自我比较

自我比较是自己感知增肌的一个简单办法，如自己的手臂或腿部力量是不是比以前大了，做同一个动作的次数是否比以前多了等，这些可以简单帮助自己判断增肌效果。

2 测量小腿

可以用手指或尺子测量小腿的变化。用双手的食指与拇指围成一个圈，放在小腿最粗的地方，如果空隙较之前变小，说明下肢肌肉质量可能增加。用尺子测量小腿最粗的部位，如果比之前粗了，说明肌肉质量增加了。

3 看体脂率

通过能测量体脂率的电子秤，也就是目前常用的生物电阻抗分析法来看体脂率，这样也能知道自己的肌肉量是否增多了。如果体重没有发生变化，体脂率开始降低，通常说明体内的肌肉量增多了。

4 通过专业仪器来检测

现在有很多帮助检测肌肉质量的仪器，如双能 X 线吸收法（DXA）、计算机断层扫描技术（CT）、磁共振成像技术（MRI）等，通过这些检测都可以知道自己的肌肉质量是否增加了。

第
六
章

家里老人得了肌少症，
怎么办

可怕! 高龄老人患肌少症高达 50%

您有没有感觉最近胳膊和小腿的肌肉变少了，肌肉力量变弱了？

年龄大了，这不是很正常的事情吗？

随着年龄的增长，肌肉质量和力量会逐渐减少，这是一个自然过程。但如果过早出现肌肉减少、力量减弱，就需要引起重视了。

重视预防肌少症，争取"老而不衰"

肌肉功能下降开始于 35 岁左右，50 岁后下降开始加速，60 岁后进一步加速，75 岁后下降速度达到顶峰。

在 60~70 岁的老年人中，肌少症发病率为 5%~13%；在 80 岁以上的老年人中，肌少症的发病率高达 11%~50%。年龄越大，肌少症发病率越高。

出现老龄化肌肉衰减，下肢力量降低明显超过上肢，伸肌明显超过屈肌（膝关节伸肌力量的下降为 55%~76%），肌肉力量下降超过肌肉体积的衰减。

截至 2020 年末，我国 60 岁及以上老年人口已达 2.64 亿人，是全球老年人口最多的国家。年老并不可怕，可怕的是衰老。老而不衰，是人们的美好愿望。肌少症是实现这一愿望的巨大障碍。

大家应该加深对肌少症的认知，早期识别肌少症的危险因素，筛查及干预肌少症可能人群，培养良好的运动习惯，重视膳食营养，进行适当的营养补充，做好慢病管理，重视不自主体重丢失，重视和预防跌倒，避免绝对静养。

肌少症自我评估表

1. **你能举起或搬得动 4.5 千克的物品吗？（单选）**
   没有困难（0分）☐
   稍有困难（1分）☐
   困难较大或不能完成（2分）☐

2. **步行穿过房间是否存在困难？是否需要帮助？（单选）**
   没有困难（0分）☐
   稍有困难（1分）☐
   困难较大，需使用辅助器具或他人帮助（2分）☐

3. **从椅子或床起立是否存在困难？（单选）**
   没有困难（0分）☐
   稍有困难（1分）☐
   困难较大，需使用辅助器具或他人帮助（2分）☐

4. **爬 10 层楼梯或台阶是否存在困难？（单选）**
   没有困难（0分）☐
   稍有困难（1分）☐
   困难较大或不能完成（2分）☐

5. **过去 1 年内有过跌倒吗？（单选）**
   没有（0分）☐
   跌倒1~3次（1分）☐
   跌倒4次以上（2分）☐

如果得分总和≥4分，很不幸，你可能已经存在肌少症风险，建议去医院进行肌肉力量评估。

蛋白质摄入量宜增加到每天 2 克 / 千克体重

一般来说，成年人每千克体重需要 1.2~1.5 克的蛋白质。而对于老年人来说，要想增肌和不让肌肉流失，更要保证充足的蛋白质摄入。

首先，随着年龄的增长，人体的肌肉质量逐渐减少，而肌肉纤维主要是由蛋白质构成，因此增加蛋白质的摄入可以帮助老年人减缓肌肉流失，并促进肌肉的生长和修复。

其次，老年人在增肌的过程中，需要更多的能量和营养素来支持肌肉的生长和恢复。将蛋白质摄入量增加到每天 2 克 / 千克体重，能为老年人的肌肉提供更多的能量和营养素，帮助肌肉的生长和修复。

年纪大或牙口不好的人，咬不动肉，怎么补充蛋白质

1. 食材切碎。肉类等富含蛋白质的食材可以切小切碎，如肉类可以切丝、剁成肉末等。

2. 选择软质食物。选择软质且易于咀嚼的食物，如豆腐、鸡蛋、鱼肉、鸡肉等，这些食物容易食用且含有丰富的蛋白质，同时也容易消化。

3. 改变烹饪方式。使用可以使食物容易食用的烹饪方式来制作食物，如煮、炖等，这样可以使食物更加软烂，易于咀嚼和消化。

4. 合理搭配。饮食中合理搭配各种食材，如大豆及其制品、坚果、奶及奶制品等，需要用力咀嚼的食物可以打成粉搭配在一起，也可以将肉类、蛋类、蔬菜混合制成馅，不仅营养全面，也有助于蛋白质的消化吸收。

5. 蛋白质补充剂。生活中有一些蛋白质补充剂，如蛋白粉、蛋白棒等，可以选择这些产品作为蛋白质营养补充，但要注意选择适合自己的产品。

此外，年纪大或牙口不好的人要尽量避免煎炸、熏烤、爆炒的食物，炸糕、麻团、米糕等食物不仅不容易咀嚼和吞咽，还不利于消化，有可能快速升高血糖，对有相关疾病的老年人不好。

一般老年人如何科学安排锻炼

根据《中国居民膳食指南（2022）》的划分，将65~79岁的老年人称为一般老年人，80岁以上的老年人称为高龄老年人。一般老年人的肌肉质量、数量及最大收缩能力均有所降低，支撑能力、平衡能力和稳定性下降。因此，在安排运动时，应根据自己的个人情况来确定运动强度、频率和时间，同时兼顾兴趣爱好和运动设施条件选择多种身体活动的方式，应尽可能使全身都得到运动。

有氧训练
3~5天/周，30~60分钟（可为多次短时累计） 中等强度=5~6分，满分10分（0分=坐着，5~6分=能说话，10分=力竭）

力量训练
超过2天/周（不连续）；1~3组，每组8~12个动作，8~10个动作（主要肌肉） 中等到高强度=5~8分，满分10分（5~6分=能说话，7~8分=呼吸急促）

耐力（步行）和力量训练计划		
时间	**走路**	**力量**
第1~2周 适应训练	步行10分钟 3天/周 强度等级=5~6分	• 对主要肌群进行4~5个动作训练，使用弹力带、自由重量器械及负重器械 • 每周进行不连续的2天训练，每组10~15次 • 强度等级=5~8分
第2~6周 开始进阶	首次增加到5天/周 逐渐增加至20分钟	• 逐渐增加4~5个动作，共计8~10个主要肌群的训练动作 • 每周进行不连续的2天训练，每组10~15次 • 强度等级=5~8分
6周后 继续日常锻炼，持续进阶	时间至少增加至30分钟，每周至少5天	• 每周进行不连续的3天训练 • 根据锻炼者的情况和适应能力增加2%~10%的阻力 • 强调无痛训练

高龄老年肌少症患者如何科学安排锻炼

高龄老年人常指 80 岁及以上的老年人。高龄老年人身体活动原则如下。

1. 少坐多动，动则有益。坐位优于卧床，行走优于静坐。

2. 建议每周活动时间不少于 150 分钟，形式因人而异。

3. 活动量和时间缓缓增加，做好热身和活动后的恢复。活动过程中应注意安全。

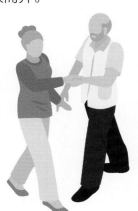

4. 强调平衡训练、有氧运动和抗阻运动，防止和减少肌萎缩。高龄老年人可先进行平衡训练和抗阻运动。

5. 卧床老年人以抗阻运动为主，防止和减少肌萎缩。

6. 坚持脑力活动，如阅读、下棋、弹琴、玩游戏等，延缓认知功能衰退。

高龄老年肌少症患者一周活动举例			
运动分类	形式	时长	频次
有氧运动	慢走、快走、骑自行车等	15～20 分钟	每天 1 次
抗阻运动	坐位直抬腿、徒手伸展上肢、拉弹力带、推举重物、举哑铃等	10～15 分钟	每周 2 次
平衡训练	站立或扶物站立、睁眼或闭眼单腿站立、靠墙深蹲、打八段锦	5～10 分钟	每周 2 次（也可作为运动前的热身）

行动不便者如何通过运动预防肌肉流失

　　行动不便者要想预防肌肉流失，在运动方面需要根据自身状况和能力来灵活应对，可以通过以下方法预防。

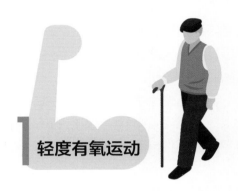

1 轻度有氧运动

可以室内步行、尝试坐在轮椅上进行轻度推动，或使用静态自行车。

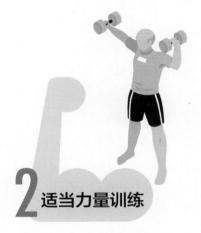

2 适当力量训练

可以使用哑铃、健身球或弹力带等器械进行力量训练。如果手臂或腿部活动受限，可以集中训练其他可以移动的肌群，如腹部和背部肌肉。适当的力量训练有利于预防肌肉流失。

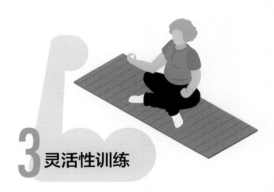

3 灵活性训练

日常可以通过进行伸展运动，如瑜伽或太极拳等低强度活动，增加肌肉的柔韧性和平衡感，维持关节的灵活性和活动范围。

　　总之，行动不便者要尽可能将运动融入日常生活中，如从轮椅上站起来、转移位置、自行穿衣等。同时，要注意规律性和持续性，这些日常运动虽然看似简单，但坚持执行，对于预防肌肉流失非常有帮助。

肌少症患者日常照护要点

患严重肌少症的老年人可能需要他人照护。家人学习一些照护知识是很有必要的，良好的照护会让患者感受家人的支持和关爱，并使其生活质量得到明显提升。

1. 根据实际情况来安排日常活动。日常活动可以分为两类：一类是常规个人护理，如每天起床、穿衣、梳洗、吃饭、散步、个人卫生等；另一类是根据患者的能力和喜好，为其安排一些力所能及的家务。

2. 提供帮助时应不动声色地悄悄进行，以免打击患者的自尊心。如果必须纠正患者的某个危险行为或习惯，请使用温和亲切的语言和支持的态度，别让患者感觉自己无能或犯错误了。如果不是原则性问题，可以按患者的意愿来。

3. 社交活动不可少，不要让患者与世隔绝，应该时常带其参加老友聚会、走访亲友，或外出购物、就餐等，保持和社会的接触。

4. 提供运动指导和支持。鼓励患者选择能够接受的方式进行活动，如坚持有氧运动、抗阻运动和全身协调运动等，以改善肌肉质量、肌肉力量和躯体功能。运动过程中需要对其进行监督和帮助。

5. 加强安全防范，避免危险行为，如提装满开水的水瓶、爬很长的楼梯、在湿滑不平的路面行走等。因为肌肉量减少、肌力减弱、神经肌肉反射下降，某些日常活动可能不适合肌少症患者，如开车等。

6. 肌少症发展到后期，患者可能会出现行走困难、步态缓慢、四肢纤细无力、站立困难等失能表现，生活自理能力每况愈下。这个阶段的肌少症患者非常依赖照护者，很多日常活动只能被动参与。此时，安慰和共情很重要。

7. 制作一张每日照护和活动计划。提前将每天的活动都安排妥当，保持有条不紊的日常生活，可使患者更容易适应和配合。

每日活动安排表

活动时间	活动内容	完成情况	患者的反应

注：表格中有日常活动的安排，也有活动完成情况和患者反应的评估栏目，帮助记录患者日常活动和康复的情况，如哪些活动是他乐于参加且完成得不错的，哪些活动是他的能力已经不足以完成的，哪些活动是他不喜欢甚至厌烦的。这份表格有助于更好地规划患者未来的日常活动。

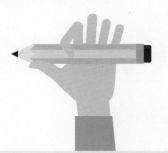

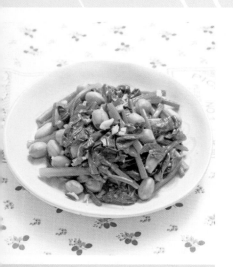

花生拌菠菜

材料 菠菜 250 克，熟花生仁 50 克。

调料 姜末、蒜末、盐、醋各 3 克，香油少许。

做法

❶ 菠菜洗净，焯熟捞出，过凉，切段。

❷ 将菠菜段、花生仁、姜末、蒜末、盐、醋、香油拌匀即可。

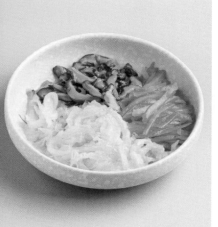

蒸三素

材料 鲜香菇、胡萝卜、大白菜各 100 克。

调料 盐 2 克，水淀粉适量，香油 3 克。

做法

❶ 鲜香菇、大白菜、胡萝卜分别洗净，切丝。

❷ 取小碗，抹油，放香菇丝、胡萝卜丝、大白菜丝蒸 10 分钟，倒扣入盘。

❸ 锅内倒少许水烧开，加盐、香油调味，淋水淀粉勾芡，将芡汁浇在菜上即可。

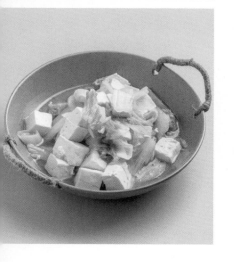

大白菜炖豆腐

材料 大白菜段 300 克，豆腐块 250 克。

调料 葱段、姜片各少许，盐适量。

做法

❶ 锅热放油，放入葱段、姜片炒香。

❷ 放入大白菜段翻炒片刻，加水没过大白菜段，加入豆腐块，大火炖 10 分钟，加适量盐调味即可。

翡翠白玉卷

材料 大白菜叶、猪肉末各200克，黑木耳碎80克，虾皮20克。

调料 胡椒粉2克，葱末、姜末、蒜末、香油、料酒、水淀粉、盐各适量。

做法

❶ 大白菜叶洗净，入沸水中焯烫，捞出。

❷ 猪肉末中放入葱末、姜末、蒜末、黑木耳碎、虾皮，调入料酒、胡椒粉、盐搅匀成肉馅。

❸ 取适量肉馅放在大白菜叶上并卷起成肉卷，肉卷放入烧开的蒸锅内，蒸10分钟左右。

❹ 水淀粉加香油勾芡，淋在蒸好的白菜卷上面即可。

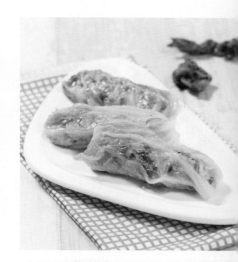

肉末烧豆腐

材料 豆腐片200克，牛肉末100克。

调料 葱花、姜片、蒜末各少许，蚝油、生抽各适量。

做法

❶ 锅热放油，放入葱花、姜片、蒜末、蚝油、生抽炒香，放入牛肉末翻炒至变色，加适量水。

❷ 水开后放入豆腐片，改中火煮5分钟，大火收汁即可。

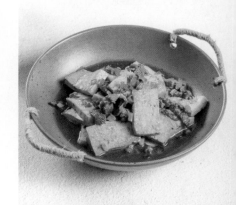

白萝卜羊肉卷

材料 羊肉250克，白萝卜片150克。

调料 葱末、姜末各5克，盐、酱油各适量。

做法

❶ 羊肉洗净，去筋膜，放入料理机中，加入葱末、姜末、盐和酱油，打成泥；白萝卜片放入沸水中煮3分钟，捞出。

❷ 将羊肉泥放在白萝卜片上，卷好，接口朝下放入蒸锅中，水开后大火蒸15分钟即可。

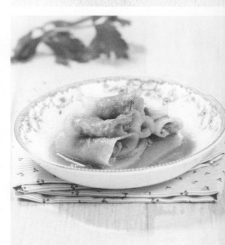

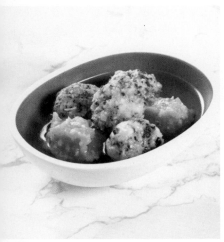

木耳三彩虾球

材料 虾肉泥 150 克，水发木耳泥、圣女果泥、西蓝花泥各 50 克，面粉适量。

调料 盐适量。

做法

❶ 将虾肉泥分成 3 份，分别与木耳泥、圣女果泥、西蓝花泥、面粉、盐搅拌上劲，挤成三色虾球。

❷ 锅内倒水烧开，放入三色虾球大火煮开，转小火保持微沸，煮至虾球变白浮起即可。

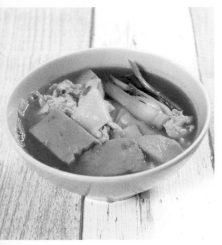

什锦面片汤

材料 面片 80 克，番茄片、土豆片、油菜各 50 克，鸡蛋 1 个，午餐肉片 15 克。

调料 盐适量。

做法

❶ 鸡蛋打散，搅打成液；面皮切成 4 片。

❷ 锅中倒油烧热，倒入鸡蛋液炒散，放入土豆片、番茄片煸炒匀，倒入适量开水、面片，煮至面片熟，放入油菜、午餐肉略煮，加盐调味即可。

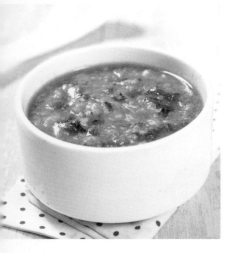

番茄鸡蛋疙瘩汤

材料 面粉 200 克，番茄块 100 克，鸡蛋 2 个。

调料 盐 2 克，葱花、蒜片各 5 克，香油适量。

做法

❶ 鸡蛋打散；面粉放入盆中，少量多次加入水，用筷子搅拌成絮状，越小越好。

❷ 锅内倒油烧热，爆香蒜片，放入番茄块翻炒 2 分钟，再加适量水，用大火煮沸，倒入面疙瘩煮熟。

❸ 倒入鸡蛋液搅匀，加盐调味，撒上葱花，淋上香油即可。

荠菜豆腐羹

材料 荠菜、豆腐各100克，猪瘦肉50克。

调料 蒜末5克，盐1克，淀粉适量。

做法

❶ 荠菜洗净，切碎；豆腐洗净，切块；猪瘦肉洗净，切丝，加入淀粉腌渍5分钟。

❷ 锅内倒油烧热，放入蒜末爆香，放入肉丝翻炒，再加适量水、豆腐块煮开，加入荠菜碎略煮，加盐调味即可。

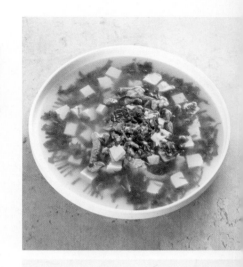

小黄鱼豆腐汤

材料 小黄花鱼150克，豆腐70克。

调料 葱花、姜片、盐各适量。

做法

❶ 小黄花鱼去鳞、内脏，洗净；豆腐洗净，切块，焯水，捞出。

❷ 锅内倒油烧热，爆香葱花、姜片，放入小黄花鱼略煎，倒入适量清水，放入豆腐块焖煮15分钟，调入盐即可。

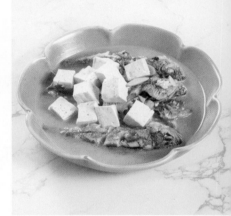

蔬菜鸡蛋饼

材料 西葫芦丝、胡萝卜丝各100克，鸡蛋1个，面粉150克。

调料 葱花5克，盐1克。

做法

❶ 面粉中磕入鸡蛋，放入西葫芦丝、胡萝卜丝、适量清水、葱花、盐，搅拌均匀成面糊。

❷ 平底锅倒油烧热，将面糊均匀地铺在锅上，煎至两面熟透，盛出即可。

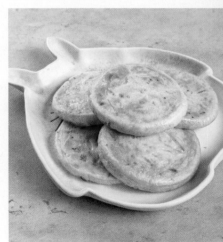

适合老年人的抗衰增肌运动

八段锦

　　老年人在打八段锦的过程中，反复进行重心转换，几乎全程处于屈膝、半蹲的姿势，有助于锻炼肌肉力量，增加身体灵活性，改善身体平衡功能。而且八段锦步骤简单易操作，整体动作节奏舒缓，运动强度可控，非常适合老年人日常锻炼。

预备式

　　并步站立，头正颈直，两臂垂于体侧。左脚开步，与肩同宽。随着吸气，两臂内旋、侧起。随着呼气，画弧合抱于腹前，微屈膝。练习过程保持顺畅呼吸。

上托

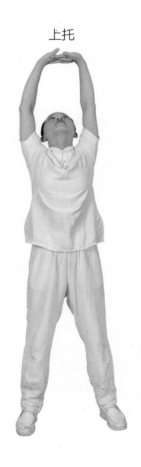

第一式　两手托天理三焦

　　三焦即包括五脏六腑的身体系统，通过双手上托，缓缓用力，可有效抻拉手臂、肩背，同时，双臂反复上举、下落，可锻炼肘关节、肩关节和颈部。

操作方法

1 两手在腹前交叉，继而上托至胸前。
2 翻掌上撑，目视两手。两臂继续上撑，腰背竖直，目视前方，保持2秒钟。
3 两臂从两侧下落至腹前，指尖相对、掌心向上，微屈膝下蹲。
4 接着做同样动作，共6次。

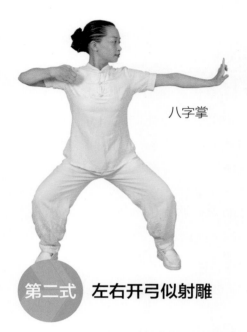

八字掌

第二式　左右开弓似射雕

该动作通过"左右开弓"的姿势达到肝肺二脏相互协调、气机条畅的生理作用。经常练习能够增加肺活量，消耗脂肪，使人精力充沛。

操作方法

1 左脚向左侧开半步，直立；两手在胸前交叉，左手在外。

2 左手呈八字掌向左推出，右手呈拉弓形状置于右肩前；同时，马步下蹲；目视左手方向。

3 起身重心移至右腿，左腿自然伸展；两手变掌，左手位置不动，右手向右前方画弧至与肩同高；目视右手方向。

4 左脚收回成并步站立，两臂弧形下落至小腹前，指尖相对、掌心向上。

5 接着做右侧动作，方向相反；一左一右为1次，共做3次。最后一拍，右脚收回，与肩同宽，微屈膝，两手置于腹前。

第三式　调理脾胃须单举

这个动作可以牵拉腹腔，对腹腔内脏有一定按摩作用。常做这个动作有助于促进消化吸收，增加能量消耗。

操作方法

1 从屈膝状态起身，左手经体前上托于胸前，右手微微上移，左手指尖指向斜上方，右手指尖指向斜下方。

2 两手同时翻掌，左手上撑、右手下按，目视前方。

3 屈膝下蹲，左手从体前下落，右手经体前上移，两手同时回到小腹前，指尖相对、掌心向上。

4 接着做右侧动作，方向相反。一左一右为1次，共做3次。

5 最后一拍，左手不动，右手从前下落至右髋旁。

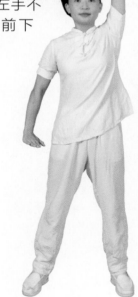

第四式 五劳七伤往后瞧

该动作可以调节大脑与脏腑联络的交通要道——颈椎；同时挺胸，刺激胸腺，有助于增强体质。

操作方法

1 从屈膝状态起身，两臂自然向斜下方伸展，掌心向上。

2 头向左后转；两臂外旋，肩胛骨收紧。

3 头转正；两臂画弧，于髋关节两侧按掌；屈膝下蹲；同起始动作。

4 接着做右侧动作，方向相反；一左一右为1次，共做3次。

5 最后一拍，两臂弧形下落继而上托至腹前，屈膝下蹲。

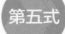 **第五式 摇头摆尾去心火**

这个动作强调放松，放松是由内到外、由浅到深的锻炼过程，使形体、呼吸轻松舒适无紧张感。常做这个动作，有助于消除腰部、臀部的多余脂肪，并能舒缓情绪，有益身体调养。

操作方法

1 右脚开步，两掌上托至头顶。两掌从两侧下落，置于大腿，虎口朝内，马步下蹲，目视前方。重心微起。

2 身体右倾，重心移至右腿。身体前俯，目视右脚脚尖。身体前俯，重心移至左腿，目视右脚脚后跟。向右前方顶髋，同时头向左、向后绕环1/4周。髋关节按照前、左、后的顺序绕环。

3 头回正，目视前方；同时，髋回正，回到马步姿势。

4 接着做另一侧动作，方向相反。一左一右为1次，共做3次。

5 由马步状态起身，两手从体侧上托，右脚回收至与肩同宽。微屈膝下蹲，两掌从面前下按至腹前，指尖相对。

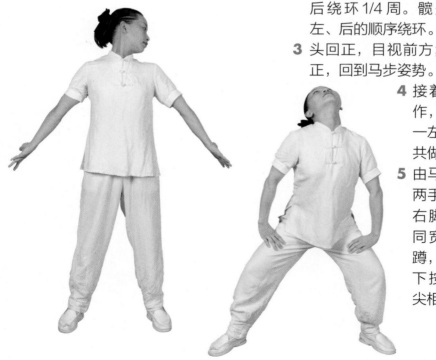

第六式　两手攀足固肾腰

该动作对生殖系统、泌尿系统以及腰背部的肌群都有调理作用。

操作方法

1 转指尖朝前，屈手上举，从屈膝状态起身。两掌指尖相对经面前下按至胸前。

2 翻掌，变掌心朝上，从腋下向后反穿，继而用掌心摩运后腰至臀部。

3 体前屈，两掌摩运腿的外侧和后侧，经过两脚外侧，直至盖于脚背上；目视前下方。

4 两掌前伸，起身挺直，两臂顺势上举，目视前方。共做6次。

5 两手从前方自然下落，指尖朝前，屈膝下蹲。

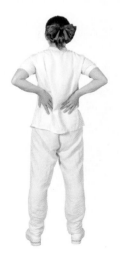

第七式　攒拳怒目增气力

这个动作马步冲拳，怒目瞪眼，可刺激肝经系统，使肝血充盈、调和气血。

操作方法

1 左脚向左侧开半步成马步，两手握固于腰间，冲左拳。目视左手方向，怒目瞪眼。

2 左手由握固变掌，拇指一侧朝下、掌心朝左。左臂向左旋，左手抓握往回收，握固于腰间。

3 接着做右侧动作，方向相反。一左一右为1次，共做3次。

4 左脚收回成并步站立，两手变掌落于体侧。

握固

第八式　背后七颠百病消

背后七颠是全套动作的结束。连续上下抖动使肌肉、内脏、脊柱放松，再做足跟轻微着地振动，起到整理的作用。这个动作有助于促进全身血液循环。

操作方法

1 提踵。

2 脚后跟下落一半。

3 脚后跟振地。

4 共做7次。

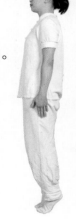

收势

两掌合于腹前，体态安详，周身放松，呼吸均匀，气沉丹田。

坐姿上举

具体动作

1 在长椅子或硬椅子上坐正，双手各拿一个哑铃（或瓶装矿泉水）于肩膀位置。
2 吸气时将哑铃举过头，尽量推到最高处，使两个哑铃相互接触，吐气时恢复到初始位置。
3 每组重复6~12次，3组，组间休息2~3分钟。

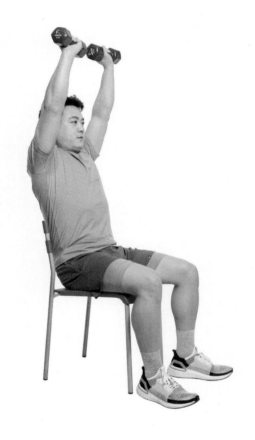

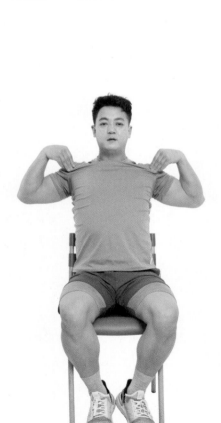

坐姿绕肩

具体动作

1 挺直腰背坐在椅子上，有意识地端正骨盆，不要向前后左右倾斜。
2 双手放在肩膀上，手肘在左右两侧画圆。一边感受肩胛骨和手臂的运动，一边画圆。
3 每组练习8~12次，重复2~3组。

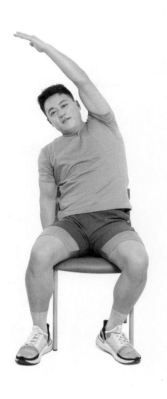

坐姿侧屈

具体动作

1 挺直腰背坐在椅子上，有意识地端正骨盆，不要向前后左右倾斜。

2 左手向天花板方向伸直抬高，身体稍稍向右侧倾斜，注意腰挺直，不要弯曲，坐骨不要离开椅子。掌心向下，手肘尽量伸直，保持5~10秒。

3 左右交替完成一次动作。每组练习8~12次，重复2~3组。

注意事项

确保臀部紧贴座椅，动作缓慢轻柔，幅度逐渐增大。

坐姿蹬腿

具体动作

1 挺直腰背坐在椅子上，要坐得深一点，臀部靠在椅背上，深吸一口气。

2 一边呼气，一边伸直双腿，让双腿向上抬高，直到双腿与地面平行。

3 一边吸气，一边把双腿放下，上半身放松。

4 每组重复8~10次，3组，组间休息1~2分钟。

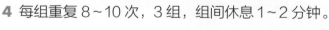
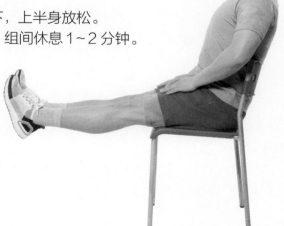

站姿双臂弯举

具体动作

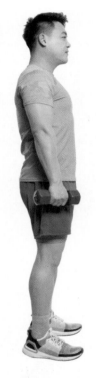 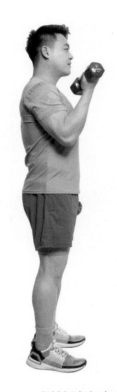 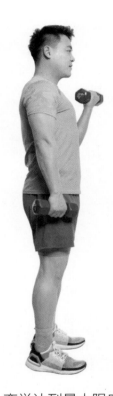

1 直立，双手各握哑铃，上臂垂直地面并贴近身体。

2 一侧前臂向身体方向弯举，保持肘部靠近腰部保持不动，适当旋转腕部使大拇指下移、小拇指上移，从而达到肱二头肌的最大收缩。

3 弯举达到最大限度时缓慢放下，与此同时另一侧手臂重复刚才的动作，此时两手臂同时保持运动，重复完成动作。之后再重复10～12次。

注意事项

向上抬起哑铃时，应主要依赖肱二头肌的力量，避免使用背部或肩部的力量。

臀桥

具体动作

1 屈膝仰卧平躺，脚掌着地。

2 收缩臀大肌，向上挺起臀部，直到膝、臀、肩在一条直线上，稍停片刻，感受臀大肌的顶峰收缩；保持臀部紧张状态，缓慢有控制地还原，重复动作。10 次为一组，每天 2 组。

握力器训练

具体动作

1 手臂不要动，双肩收紧，以食指、中指、无名指、小指抓握合为一点，拇指和虎口为另外一点，两点夹挤用力。

2 握力器握紧后不要立即松开，中间保持 5~10 秒时间。切记不要快速开合，那样不但起不到锻炼效果，肌肉还会酸痛。连续握 10 个为一组，一天可以练习 5~10 组。

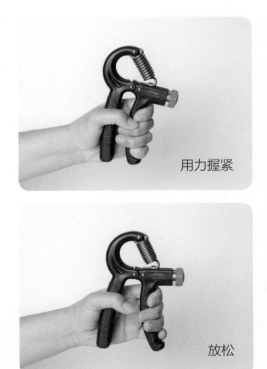

用力握紧

放松

注意事项

在进行握力器训练时，要避免过度用力导致手部受伤。此外，如果在训练过程中感到不适或疼痛，应立即停止训练。

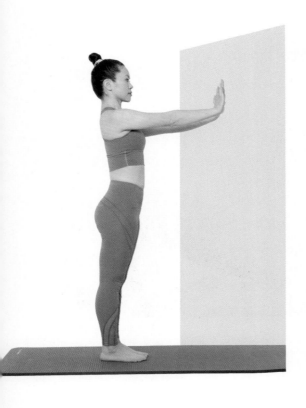

墙式俯卧撑

具体动作

1 双腿并拢，正对墙并站立于距其半米处，双臂自然垂直于身体两侧。
2 保持躯干与腿部挺直，身体向墙壁下压至头部接近墙壁，保持该姿势3秒。
3 双臂向前抬起，上臂后侧辅助发力，有轻微收缩感，手掌扶住墙壁，足跟向上抬起。之后再重复10~12次。

注意事项

做这个动作时，要避免在湿滑的地面上进行，可以把瑜伽垫靠墙放置来做。

弓箭步行走

具体动作

1 保持躯干正直，向前迈一步，足跟先着地。
2 下蹲，直到膝关节呈90度夹角，膝盖不要超过脚尖。
3 另一腿在身体后方伸展，膝关节弯曲，但膝盖不要触及地面。然后有节奏地双腿交替向前迈步。15次一组，每次2组。

注意事项

落脚时，脚后跟先落地，然后全脚落地。心脏病或心肺功能不佳的老年人，大步走时必须注意身体变化，一旦感到不舒服就要停止。

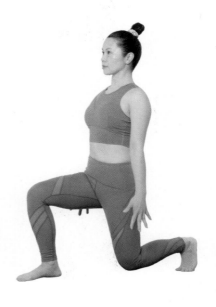

老年人居家防跌妙招

　　跌倒是我国 65 岁以上老年人伤害及死亡的首位原因。老年人跌倒后的死亡率随年龄的增长急剧上升，但跌倒的发生并非意外，是可以预防和控制的。老年人及其家属在居家防跌方面一定要多加注意，做好以下这些，可以减少安全隐患。

居家整体需注意 2 点

1　照明

　　老年人的视力不好，对光线的调节能力较差，其活动范围内要保持明亮的光线，预防跌倒。

> 光线要求：强度适中，太强或太弱都会使老年人感到不适或看不清物品。
>
> 开关：设计要特别，如外环显示灯或者荧光贴条，方便老年人寻找。
>
> 夜灯：夜间应留夜灯，以便夜晚行动。

2　屋内空间

　　屋内危险物品等要移走，电线要收好或固定在角落，不设门栏，以便通行。

> 家具：家具高低便于老年人行动，摆设位置要固定，不要经常变动。
>
> 扶手：在老年人常走动的地方或隔一定距离安上扶手，方便老年人走动或歇息。
>
> 桌椅：在老年人常停留或活动的地方设置桌椅，便于老年人活动、休息。
>
> 地面：室内地板要适于老年人活动，不要太硬、太滑。如果是地毯，要尽量选择大块的、有牢固的防滑底且边缘固定的。

应重点关注的 3 个生活空间安全须知

1 浴室和洗手间

浴室湿滑，是预防老年人跌倒的重点区域。

地面：浴室地面要采取防滑设计，放置有防滑功能的垫子，并保持干燥。

扶手：周围安装便于老年人活动的扶手，如洗手台、马桶及浴缸旁都应装上坚固的扶手。

浴缸：浴缸应在浴缸底放上防滑垫或者防滑贴布，高度应低于膝盖，旁边放上防滑的座椅。

2 厨房

厨房是做饭的地方，也是老年人经常出入的地方，需要考虑老年人的安全。

地面：厨房地面免不了会沾水等，要采取防滑设计，并保持干燥。

厨具：厨具要有安全装置，如设置燃气漏气检测设备、火灾报警器，以及自动灭火、自动洒水装置等，可以让老年人放心使用。

用水设备：除了安全外，还要方便老年人操作。

3 过道

过道要光线适中，安装扶手，不要堆杂物。

楼梯：注意台阶面防滑，要踩得稳、阶高不要太低，高度一致，阶梯边缘有醒目标志。

扶手：高低便于老年人抓握，并能抓得牢。

附录：有助于调养肌少症的药膳

中医调理肌少症一般遵循"调脾胃、补正气、安脏腑、养气血"的整体思路，推荐辨证施治、脾胃为本、防治并重、以防为主。

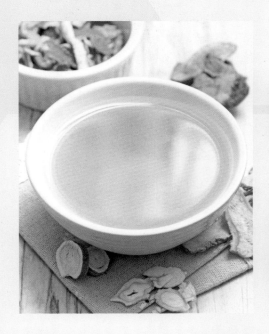

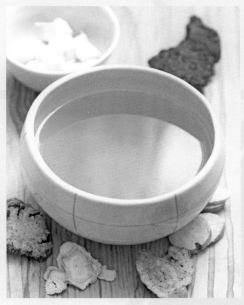

补中益气汤

材料 黄芪、人参、炙甘草各15克，白术、当归各10克，陈皮、升麻各6克，柴胡12克。

做法 所有材料放入锅中，加足量清水，大火烧开，熬煮45分钟即可。一副三煎，早中晚饭前半小时温服。

功效 肌少症的发病基础为正气不足，脾胃、气血虚弱是重要因素。补中益气汤具有补中益气、升阳举陷的功效。

八珍汤

材料 人参、白术、白茯苓、当归、川芎、白芍药、熟地黄、甘草各30克。

做法 所有材料放入锅中，加足量清水，大火烧开，熬煮45分钟即可。一副三煎，早中晚饭前半小时温服。

功效 八珍汤具有健脾益气、气血双补的功效。

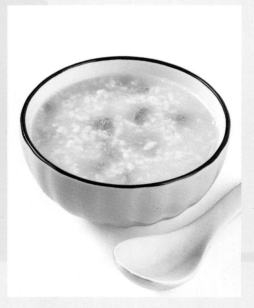
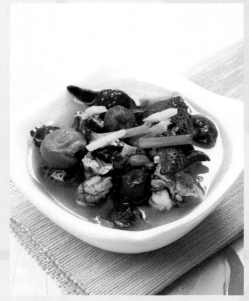

参芪羊肉粥

材料 大米 100 克,羊肉 200 克,人参 3 克,黄芪 10 克。

调料 老姜 50 克,料酒 10 克,盐 3 克。

做法

❶ 大米洗净,用水浸泡 30 分钟;羊肉洗净,切块,焯水捞出,用温水洗去浮沫;老姜洗净,用刀拍松;人参、黄芪洗净,放入清水中,煎取药汁,待用。

❷ 锅内倒入适量水烧开,加入大米,煮开后放入料酒、老姜、药汁、羊肉块,大火烧开后转小火煮 1 小时,加盐调味即可。

功效 人参和黄芪可以补中益气,羊肉可以补肾阳。三者一起煮粥食用可以补肾益气。

红枣桂圆乌鸡汤

材料 乌鸡半只,红枣、桂圆、枸杞子各 10 克。

调料 姜片、葱段、料酒、盐各适量。

做法

❶ 乌鸡洗净,剁成小块;红枣、枸杞子分别洗净;桂圆去壳。

❷ 锅中放入适量水,大火烧开,转中小火,放入乌鸡块,不盖锅盖煮 3 分钟,捞出后,用凉水冲洗干净。

❸ 砂锅内加入适量清水,放料酒,将乌鸡块、红枣、去壳桂圆、枸杞子、葱段、姜片一起放入,大火煮沸,小火煲 3~5 小时,调入盐即可。

功效 桂圆可以养血安神、补心脾;红枣可以补益气血;乌鸡又叫药鸡,含多种营养物质。一起食用对人体有很好的补益效果。